타투위생학

타투이스트를 위한 완벽한 위생 가이드

타투위생학(개정판)
타투이스트를 위한 완벽한 위생 가이드

초　판 1쇄 발행일 2022년 02월 10일
개정판 1쇄 발행일 2024년 05월 31일

지은이 김지우 신정섭 김정윤
펴낸이 양옥매
디자인 표지혜 송다희 김영주
교　정 조준경
마케팅 송용호

펴낸곳 도서출판 책과나무
출판등록 제2012-000376
주소 서울특별시 마포구 방울내로 79 이노빌딩 302호
대표전화 02.372.1537 · **팩스** 02.372.1538
이메일 booknamu2007@naver.com
홈페이지 www.booknamu.com
ISBN 979-11-6752-468-3 (93510)

개정판

타투위생학

타투이스트를 위한 완벽한 위생 가이드

피부의 이해에서부터
작업장 및 피작업자 관리까지

타투 작업의 위생과 안전을 위한 실무 지침서

김지우 · 신정섭 · 김정윤
──── 지음 ────

책과나무

타투전문가들의
위생과 안전을 위한 실무 지침서

타투 작업 과정 내에서 스킬과 작업 과정 외에도 필요한 많은 지식들이 있지만, 특히 타투전문가들에게 별도의 교육이 필요한 부분이 위생과 피부, 용품과 기기, 그리고 작업장의 관리에 대한 교육이라고 생각합니다. 간호대 졸업 이후 5년간 수술실 간호사로서 임상 경력으로 쌓은 위생과 관리에 대한 지식은, 필자가 타투전문가 겸 강사로서 타투 작업 현장에서 만나게 되는 여러 어려움들을 예방·해결하고 타투 교육을 하는 데 유용하게 활용되고 있습니다.

지금까지 많은 타투에 관한 서적들과 위생에 관한 서적들이 출간되어 있지만, 현장 실무와 관련하여 타투 작업에 집중한 피부·위생·관리에 관한 자료가 부족하다는 것이 늘 아쉬웠습니다. 교육의 필요성을 절실히 느끼던 와중에 좋은 기회로 신정섭 대표님과 김정윤 대표님의 뜻을 모아 본서의 출간을 시도하게 되었습니다.

두 대표님의 그간의 오랜 교육과 실무 경험들, 그리고 필자의 피부와 위생 및 관리에 대한 지식과 더불어 그동안 현장에서 교육이 필요하다 느꼈던 상황들을 토대로 타투전문가로서 바늘을 사용하면서 피부와 사람을 대하며 가지게 되는 여러 가지 궁금증들을 보다 흥미롭고 쉽게 학습할 수 있도록 하였습니다.

타투를 배우거나 데뷔 후에 타투 작업 현장에서 활동하는 타투전문가들에게 실무에서 피부에 대한 이해와 위생 관리, 작업장 관리, 피작업자 관리에서 도움이 된다면 더없는 보람이 될 것 같습니다.

본서가 출간되기까지의 도움과 집필을 함께해 주신 신정섭 대표님과 김정윤 대표님께 감사한 마음을 전하며, 출판을 맡아 주신 출판사 사장님과 편집부 임직원분들께 감사드립니다.

타투이스트 김지우 (Flourishe)

전문화된 타투 위생 관련
체계적인 첫 도약

타투는 예술이고, 예술은 자기표현, 즉 내면 표현의 기반이지만 우리는 피부라는 다소 독특한 캔버스에 표현하는 기술을 습득해야만 한다. 그렇기 때문에 피부를 이해할 수 있어야 한다.

체계 없이 성장한 분야일수록 가르치는 개인의 경험, 즉 감으로 성장 및 교육하는 경우가 많다. 그래서 우리는 작게나마 대한민국 타투인들을 위해 표준화된 타투 위생 지식을 전달하고자 하는 마음으로 시작하였다. 타투를 공부하려는 예비 아티스트분들도 쉽게 이해할 수 있도록 수많은 검증된 자료를 토대로 전문화된 타투 위생 책을 기대하며 출판하게 되었다.

작게는 이 책이 타투를 공부하려는 많은 개인들에게 길잡이가 되어 훌륭한 아티스트로 성장해 나아가는 데 작은 보탬이 되었으면 하는 바람과, 크게는 대한민국 타투씬에 피부위생 관련 체계적인 첫 도약이 되기를 바란다.

ITAA 국제타투아티스트협회장 신정섭

전문적인 아티스트로서
더 도약하길 바라며

"위생은 양심이다."

예술이라는 분야가 보다 대중에게 가까워지는 만큼 상업성을 띠는 요즘, 타투 분야도 예술성뿐 아니라 수준 높은 전문성 및 위생, 서비스는 필수가 되었습니다. 그에 따른 전문 지식은 물론 위생기준은 기본이 되었고요. 하지만 현실은 정립되지 않은 기준으로 많은 혼돈과 부족함이 있는 것도 사실입니다.

타투를 배우고자 하는 예비 아티스트들, 현업에 종사하며 위생에 대해 고민이 많은 분들, 타투이스트로서 전문성을 가지고 싶은 분들, 창업을 앞두고 있는 타투이스트분들 등 국내뿐 아니라 해외에서조차도 인정받고 그 위상이 드높아지는 우리 대한민국의 타투이스트들을 위해 열심히 이 책을 준비하게 되었습니다.

이 책을 통해 타투이스트라는 직업에 걸맞는 지식과 위생관념을 가지고 보다 전문적인 아티스트로서 더 도약하길 바랍니다.

ITAA 국제타투아티스트협회 이사 김정윤

Contents

타투전문가가 타투 작업을 함에 있어 전체 작업 단계 중 가장 필수적이고
중요한 과정은 피부에 타투잉크를 자입하는 과정이다. 이에 맞추어 안전하
고 원활한 작업 및 결과물을 위해 피부에 대한 해부학적인 구조와 기능, 피
부의 회복 과정 등 피부 특성에 대한 이해가 반드시 필요하다.
따라서 본 교재의 Chapter 01 피부학에서의 학습으로 더욱 전문성을 띤 타
투전문가로 거듭나기를 바란다.

CHAPTER

01 피부학

1 피부

피부는 전신을 덮고 있어 외부로부터의 자극 또는 위험으로부터 몸을 보호하는 역할을 한다. 인치(inch)당 수많은 세포로 이루어져 있으며 혈관과 신경이 복잡하게 얽혀 있는 구조로 여러 개의 층으로 구성된 매우 복잡한 기관이다.

【 피부의 종단면 (cross section of the skin) 】

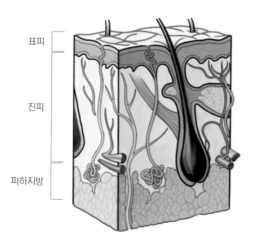

표피

진피

피하지방

바깥으로부터 피부의 가장 겉면을 둘러싸고 있는 표피(epidermis), 표피 밑의 혈관·신경 등의 구조물들을 지지하고 있는 진피(dermis), 진피와 근육 사이에서 지방을 채우고 있는 피하조직(subcutaneous tissue)의 3개의 층으로 이루어져 있다.

피부는 외부로부터의 몸을 보호하고, 체온을 조절하며 감각을 느끼고 흡수를 하는 주요한 기능을 한다.

1. 피부의 구조

1) 표피(epidermis)

표피(epidermis)는 외부 환경과 밀접한 각질층, 투명층, 과립층, 유극층, 기저층의 5개 층으로 구성된 피부 외부의 얇은 층이다. 몸의 가장 바깥 부분에 있는 층으로서 외부로부터 피부 및 몸의 보호 역할을 한다.

표피층의 세포들은 28일간이라는 피부 재생 주기에 맞춰 신생 세포로 교체된다.

【 표피의 구조 】

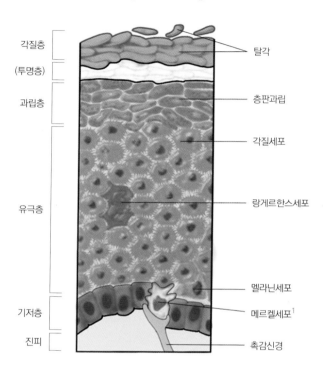

각질층

(투명층)

과립층

유극층

기저층

진피

탈각

충판과립

각질세포

랑게르한스세포

멜라닌세포

메르켈세포[1]

촉감신경

기저층에서 새로 생성된 각질형성세포가 유극층과 과립층을 거

쳐서 각질층으로 밀려와 자리하고 있다가 자연적으로 떨어져 나가

---

1   피부 표면에서 전달되는 질감, 압력 등의 감각을 감지하여 뇌로 전달함.

는 과정을 통하여 오래된 피부세포가 새로운 피부로 대체되며, 피부 턴오버(turn-over) 주기라고 부른다. 이는 타투 작업 후 발색과 밀접한 관계가 있으므로 중요하다.

피부에 이물질의 침입이나 표피층의 파괴 등이 일어나는 경우, 체내에서 민감하게 반응하여 기저세포[2]의 분열이 왕성해지고 재생 속도의 가속으로 이물질이 제거된다.

화학적 자극 또는 물리적인 자극이 계속해서 피부에 가해지는 경우 각질층이 두껍게 변하게 되는데(굳은살), 외부로부터의 자극에서 몸을 보호하기 위한 표피의 보호·방어반응이라고 볼 수 있다. 표피의 두께는 몸의 각 부분마다 모두 다르다. 가장 얇은 눈꺼풀은 0.04㎜, 가장 두꺼운 손바닥과 발바닥은 1.6㎜이다.

표피를 이루는 세포는 멜라닌색소형성세포(melanocytes)[3]와 각질형성세포(keratinocytes)[4], 그리고 세포성 매개의 피부면역 작용을 하는 랑겔한스세포(langerhan's cell)[5]의 3가지 형태가 있다.

---

2   표피의 가장 안쪽에 있는 기저층에서 계속 새로 태어나는 표피를 구성하게 될 세포.
3   표피 바닥층에 존재하는 세포로 피부색을 결정하는 멜라닌을 생성함(생성된 멜라닌은 자외선 방어의 역할을 함).
4   표피의 주요 구성분으로 단백질 성분인 각질로 구성되어 있음(표피를 이루는 세포의 80%를 차지하며 외부 환경으로부터 피부를 방어해 주는 보호막 역할을 함).
5   골수에서 유래한 백혈구로 T림프구(항원*에 반응하여 후천적인 면역을 주관하는 림프구의 하나)와 세포독성T림프구(바이러스에 감염된 체세포나 종양세포를 파괴)에 항원을 전달하는 가지세포.

표피는 5개 층의 뚜렷한 세포층으로 구분되며 이 세포들은 세포의 발생과 성장에 따라 점차 위로 밀려 올라가고 피부의 가장 바깥쪽에 있는 각질층에 머물러 각질로 변화되어 가다가 시간의 흐름에 따라 자연스럽게 떨어져 나가며 새로 아래에서 올라오는 세포들로 대체된다.

표피의 5개 층은 모두 각질형성세포로 구성되어 있다.

(1) 각질층(horny layer) : 표피의 가장 외층으로 각화[6]되는 세포

각질층은 각질형성세포가 새로이 대체되는 세포들에게 밀려 나와 만들어진 마지막 세포층으로, 과립층의 과립세포가 죽고 각질세포로 변화하는 현상을 각화현상이라고 한다.

각화된 각질세포는 피부의 가장 바깥 면에 가까워질수록 세포 간의 간격이 벌어져 얇은 비늘 조각처럼 떨어져 나가게 된다. 자연스럽게 떨어져 나가야 하는 오래된 각질층이 제거되지 않았을 경우, 피부는 점차 딱딱하게 굳고 질감이 거칠어지거나 모공을 막아 버리게 되어 피지 분비를 방해하여 트러블이 생기는 원인이 되기도 한다.

---

*항원: 면역 반응을 일으켜 항체*를 생산하게끔 만드는 물질로서 일반적으로 생명체 내에서 이물질로 간주되는 물질의 총체.
*항체: 면역체계에서 세균이나 바이러스 같은 외부 항원들과 만나 항원을 인식하고 무력화시키는 작용을 하는 면역글로불린(면역 항체라고 함).

6 조직의 일부, 특히 표층의 세포가 케라틴화하여 각질층을 만드는 일.

(2) 투명층(clear layer) : 손바닥 · 발바닥의 피부에서 볼 수 있는 얇은 층

투명층은 죽어 있는 핵이 없는 세포들이 있는 층으로, 손바닥·발바닥에만 존재하는 피부층이다. 유·수분의 침투를 막는 역할을 하며 목욕 시 손·발바닥이 쪼글쪼글해지는 것으로 확인할 수 있다.

(3) 과립층(granular layer) : 과립세포층

유극 세포에서 밀려 나온 세포들이 2~3층으로 모여 있는 과립층은 외부의 이물질을 막고 피부 속에 존재하고 있는 수분들의 증발을 방지하는 방어막을 가지고 있다. 이는 피부 건조를 방지하는 중요한 역할을 한다.

(4) 가시층 · 유극층(spinous layer) : 극세포층, 5~10층의 다각형세포로 구성

유극층은 표피 가운데 자리한 가장 두꺼운 세포층이다. 세포 사이사이에 림프관이 순환하여 혈액 순환·노폐물 배출의 기능을 하며, 면역 기능을 담당하고 있는 랑게르한스세포(Langerhans cell)가 존재하는 층이기도 하다.

(5) 기저층(basal layer) : 세포 재생과 색소를 담당하는 중요한 층

기저층은 표피의 가장 아래층을 구성하며 기저층에 손상이 없어야지만 피부조직의 재생이 가능하다. 기저층에는 각질형성세포와

색소형성세포가 자리하고 있는데, 각질형성세포는 활발한 세포분열을 통하여 새로운 세포를 생성하고 각질층을 형성하게 한다. 색소형성 세포는 멜라닌 색소를 생산하여 피부색에 영향을 주고 자외선 등의 외부에서 오는 자극으로부터 피부를 보호한다.

손바닥·발바닥처럼 두꺼운 피부는 5개의 층으로 구성되어 있으나 보통은 네 개의 층으로 구성된 우리의 피부는 기저층에서 만들어진 세포가 유극층과 과립층, 각질층으로 올라가면서 각질의 특징이 변하게 된다. 이렇게 각질형성세포가 세포분화 되는 과정을 각화(keratinization)라고 한다.

생성 후 성숙의 과정을 약 14일 정도의 기간을 거치며 위로 올라가 각질층에 자리 잡고, 다시 각질층에서 약 14일 동안 머무르면서 외부의 자극으로부터 피부를 보호하다가 떨어져 나가는 각화의 과정이 끊임없이 반복된다.

각화된 각질세포는 이렇게 약 28일의 시간이 지나면 피부에서 탈락하고, 다시 기저층에서 새로운 세포가 생성되고 조금씩 올라오며 밀려나 떨어지는 과정을 반복하는데 이를 턴오버(turn-over)라고 한다. 약 4~6주의 반복적인 주기를 갖는 것이 일반적이지만, 노화가 지속될수록 턴오버의 주기는 점차 느려지게 된다.

2) 진피(dermis)

표피의 아래에 위치한 피부층이다. 표피 두께의 약 15~40배 정도 두꺼운 층인 진피는 혈관·신경 등 다양한 조직들을 지지해 주는 기질을 공급한다. 흔히 콜라겐이라고 불리는 아교섬유(collagenous fibers)[7]와 탄력섬유(elastic fiber)[8], 세포 간 물질들로 구성되어 있어 피부 탄력에 영향을 준다. 이러한 구조물들로 인해 진피는 표피에 영양분을 공급하여 표피를 지탱하고, 외부 손상으로부터 몸을 보호한다.

진피의 두께는 1~4mm(표피의 15~40배)로, 피부층으로 표피를 지탱하며 피하지방과는 분리되어 있다. 진피와 표피가 만나는 부분을 유두층이라고 하는데 이는 표피의 기저층에 영양분을 공급한다. 콜라겐 섬유가 엉켜 돌기 모양의 형태를 하고 있으며, 수분을 많이 함유하고 있다.

진피는 표피에 영양을 공급하며, 보호하고 수분을 저장할 뿐 아니라 체온을 조절하며 감각을 느끼고, 피부를 재생하는 기능이 있다.

---

7 콜라겐이라는 섬유성 단백질로 구성되어 있음. 견인력에 대한 저항이 강하여 매우 질기고 굴절성이 큼. 육안으로는 백색으로 보이므로 백색섬유라고도 함.

8 엘라스틴이라는 단백질로 구성되어 있음. 육안으로는 황색으로 나타나기 때문에 황색섬유라고도 함.

진피는 섬유아세포[9]로 비만세포(mast cell)[10]와 림프구[11]를 포함하고 있어 상처 치유를 촉진한다.

진피의 림프[12]조직, 신경조직, 혈관조직은 피부의 항상성(homeostasis) 유지에 중요하다.

여기서 항상성이란 여러 가지 자극에 반응하여 개체 또는 세포의 상태를 일정하게 계속해서 유지하려는 성질을 의미한다. 주변 환경에 의해 깨진 평상시의 일정한 상태를 원래대로 복구하여 다시 원래대로의 상태로 돌아가 유지하려 하는 것을 '항상성 유지'라 한다. 생명 현상 대부분이 항상성 유지와 관련되어 있다.

체온이 일정하게 유지되는 것과 혈중에 포도당 농도가 일정한 수준으로 조절되는 것, 혈액의 산도가 pH7.4로 유지되는 것 등이 항상성 유지의 예이며, 각각의 개체들과 기관, 또는 세포들은 일정한 항상성 유지를 위하여 고유한 조절 체계를 가지고 있다.

---

9   세포외기질(동물의 구조적 지지 등을 담당)과 콜라겐(전신단백질 중 25~35%를 차지하는 단백질)을 합성하는 세포로 상처 치유 과정에서 중요한 역할을 함.

10 알레르기의 주요인이 되는 면역세포. 알레르기 유발인자가 몸에 들어와 비만세포 표면에 붙어 있는 면역글로불린E(IgE)와 결합하면 비만세포가 활성화되어 신경전달물질인 히스타민을 분비하게 됨 → 알레르기 반응.

11 백혈구의 일종으로 면역 기능에 관여함. (자연살해세포, T세포, B세포 포함) 전체 백혈구 중에서도 30%를 차지.

12 혈장과 비슷한 성분으로 혈장이 한 번 더 여과된 상태(혈액에서 적혈구가 빠진 상태). 백혈구와 림프구가 들어 있음. 혈액이 미세혈관을 통해 통로를 통과하며 림프가 되고 이 림프는 각각의 세포에 영양분을 공급하여 세포에서 생성된 노폐물을 받아들임. 그 후 림프액은 혈관·림프관을 통해 혈액 순환 체계로 돌아가게 됨.

3) 피하조직

피하조직은 사실 피부의 일부는 아니지만, 피부와 밀접한 연관이 있다. 지방을 다량 보유하고 있어서 피하지방조직이라고도 부른다. 피하조직의 두께는 신체 각 부위에 따라 다르고 인종과 성별, 연령에 따라서도 다르므로 골격과 함께 얼굴과 몸의 윤곽을 결정하는 중요한 요소로 작용한다. 단열, 충격 흡수, 영양 저장 기능이 있다.

2. 피부의 기능

1) 보호

피부는 세균이나 이물질 등 외부 위험요소들의 침입을 막고 대부분의 화학물질에도 저항력을 가지고 있다. 일부 지방 물질의 경우 피부를 통해 흡수할 수 있는데 그 예로 지용성 비타민 A와 D, 그리고 스테로이드 호르몬 등이 있다.

2) 감각

피부의 또 다른 기능은 피부에 분포된 신경종말부[13]의 자극들에 따

---

13 신경섬유의 끝부분.

라 외부 환경의 상태를 계속해서 감각할 수 있다는 것이다. 일차적인 피부의 감각 기능으로는 통각·촉각·압각 등이 있으며 신경종말부 감각수용기[14]는 피부 전체에 분포되어 있다. 하지만 그 정도는 부위마다 달라 손끝에는 분포 밀도가 높고, 등의 피부에는 밀도가 낮다.

3) 항상성

피부의 세 번째 기능은 수분 균형 유지로서, 피부는 수분과 전해질[15]의 상실을 막고 피하조직의 건조를 예방한다.

예를 들어 피부가 화상과 같은 큰 손상을 받게 되면 수분 및 전해질 등을 빠르게 상실한다. 또한 순환기계의 허탈과 쇼크, 최악의 경우 사망에까지 이를 수 있다.

피부는 습도와 직접적인 관련으로 수분 흡수를 하게 되며 또한 수분을 피부를 통해 끊임없이 외부 환경으로 소실시키는데, 24시간 동안의 소실량은 500~600㎖에 이른다.

---

14 감각자극을 받아서 감각신경 섬유에 전달하는 수용기.
15 수분에 녹아 이온으로 해리되어 전류를 흐르게 하는 물질로 체내 대부분의 대사과정*을 조절함. 나트륨은 몸의 수분을 조절하고, 칼륨은 근육·신경관계 작용을 하며, 칼슘은 뼈와 치아를 형성하고 신경자극을 전달하며 혈액을 응고시킴. 그리고 클로라이드는 체내 각 조직에 산소를 공급하는 역할을 함.
   *대사과정: 체내에서 일어나는 물질과 에너지의 변환 과정.

4) 체온 조절

피부의 네 번째 기능은 체온 조절 기능으로서 음식물의 대사 결과로 발생한 열을 피부를 통하여 방출한다. 발생한 열을 소실시키는 방법으로 방사, 전도, 대류[16]가 있다.

5) 분비

신장이 혈액으로부터 노폐물 제거에 앞서 일차적으로 요소[17]와 적은 양의 소금을 피부의 모낭을 통해 땀으로 분비한다.

6) 비타민 D 형성

피부의 콜레스테롤 형태가 자외선을 받으면 비타민 D로 바뀐다. 비타민 D는 소장에서 칼슘과 인의 흡수에 중요한 역할을 하므로 햇빛을 받지 못하는 사람은 섭취에 의존해야 한다.

---

16 액체나 기체가 열을 받아 아래위로 뒤바뀌면서 움직이는 현상.
17 소변에 포함된 $(NH_2)_2CO$의 화학식을 가지는 화합물.

[피부의 구조와 기능]

구조	부분	기능
표피	각질층 (케라틴)	수분의 상실이나 투입을 막으며, 손상이 없을 시 병원체와 대부분의 화학물질의 투입을 막는다.
	기저층	유사분열이 신생세포를 생성하고 점차 표면으로 올린다.
	랑겔한스 세포	이물질 식작용[18]과 림프구에 의한 면역 반응을 자극한다.
	멜라닌색소	자외선에 노출되면 멜라닌[19]을 생성한다.
	멜라닌	살아 있는 세포의 자외선 노출을 막아 준다.
	유두층	기저층에 영양을 공급하는 모세혈관을 가지고 있다.
진피	모낭	눈썹과 비강[20] 털은 비강을 먼지로부터 보호한다. 두피 털은 머리를 추위로부터 보호한다.
	손·발톱	손가락 끝과 발톱 끝을 기계적 손상으로부터 보호한다.
	수용체	감각-통증, 촉각, 열, 추위, 압각 등의 변화를 탐지한다.
	기름샘	피부와 털의 건조를 막는 기름샘을 생성한다.

---

18 백혈구가 체내의 이물질 또는 외부에서 들어온 바이러스나 세균 등을 잡아먹어 세포 내 소화를 통해 파괴하는 방법으로, 항원을 제거하는 일종의 면역반응. 식작용을 하는 세포로는 대식세포, 호중구 등이 있음. ※[제2장-2.이물의 처리]

19 피부나 눈 등의 조직에 존재하는 흑색 내지는 갈색의 색소를 총칭함. 멜라닌은 일정량 이상의 자외선을 차단하는 기능이 있어서 피부의 체온을 유지시켜 주고 자외선으로부터 피부를 보호해 줌.

	땀샘	몸을 식히기 위해 기화되는 땀을 분비한다.
진피	소동맥	더위를 느낄 때는 열 소실을 증가시키기 위해 이완하고, 추위를 느낄 때는 열 보존을 위해 수축한다. 스트레스 상황에서 중요한 기관으로 혈액을 보내기 위하여 수축한다.
	콜레스테롤	자외선에 노출되면 비타민 D로 전환된다.
피하 조직	결체조직	피부와 근육을 연결한다. 피부로 들어온 병원균을 파괴하기 위한 많은 백혈구를 가지고 있으며 지방을 저장하고 있다.
	지방조직	뼈 돌출 부위에 쿠션 역할을 한다. 추위를 차단한다.

---

20 비중격*에 의해 좌우로 분리되는 콧속의 공간.
    *비중격: 좌우 코안의 경계를 이루는 벽.

2 피부 재생 및 이물의 처리

1. 재생 및 치유

1) 재생

재생은 손상된 세포, 기관, 조직들이 세포를 통하여 원래의 상태대로 만들어지는 것이다. 손상되었던 흔적이 사라지면서 정상 기능을 다시 회복하게 되는 것을 말한다.

2) 손상된 피부의 정상적인 자연 치유 과정

(1) 지혈 · 염증 단계(0일~3일)

상처가 생기고 약 3일까지 지혈 및 염증 단계이다. 상처 부위의 혈관 수축과 섬유소 침전, 혈전[21] 형성으로 출혈이 멎게 된다.

---

21 혈액 일부가 굳어져서 생긴 혈액 응괴.

세포와 혈관이 손상되고 혈액이 상처가 생긴 혈관벽을 만나면 혈액 안에 존재하고 있는 혈액을 굳게 하는 응고인자들을 활성화해서 혈소판 작용을 유도한다. 그 결과 피브린(fibrin)[22]이라는 섬유소의 덩어리가 생기고 상처 부위에 엉겨 붙어서 굳고 딱지가 생기게 된다. 그 결과로 추가 혈액과 체액의 손실을 막을 수 있게 된다.

피부의 겉에 존재하는 상피세포[23]는 분화 및 증식을 통해 상처 부위에서 딱지 사이의 틈새를 따라 이동하면서 상처 부위를 덮어 간다.

이러한 재상피화[24]는 벌어져 있지 않은 상처의 경우라면 상처가 난 후 2시간부터 48시간 안에 모두 이루어질 정도로 상당히 빠르게 진행된다.

① 혈관성 반응

손상된 혈관에서 히스타민이라는 물질이 빠져나와 혈관의 이완 과정이 시작되어 혈류량이 늘어나면서 혈관투과성이 증가한다. 이에 따라 혈장 이동을 통하여 혈장단백질과 백혈구 등이 혈관 밖으로 빠져나와서 손상 부위에 삼출액[25]이 모이는 반응을 혈관성 반응이라

---

22 혈액이 응고할 때, 단백질 분해효소(트롬빈)가 혈장 중에 녹아 있는 피브리노겐에 작용하면 생기는 불수용성의 단백질(섬유소).
23 결합조직, 근육조직, 신경조직과 더불어 동물의 네 가지 기본 조직에 속함. 몸의 표면이나 체강*, 장기의 내부 표면을 덮는 조직을 말함.
  *체강: 동물의 체벽과 장기 사이에 있는 비어 있는 곳. 이곳에 내장 기관들이 있음.
24 손상된 피부 표면이 회복을 위해 다시 증식하는 것.
25 염증이 있을 때 혈관 밖으로 나와 염증 반응이 있는 부위에 모인 액체(=진물).

고 한다.

② 세포성 반응

삼출액이 증가함에 따라 조직의 백혈구 등 염증세포가 증가하게
되며, 이로 인해 백혈구는 죽은 조직들과 세균들을 탐식·제거하고
혈관 형성을 유도하면서 상처 치유에 도움을 준다. 그리고 염증세포
는 이물에 대한 면역 반응 외에 콜라겐의 합성과 생성에도 관여하면
서 섬유소 그물망(fibrin network)[26]을 만들어 내어 상처 치유의 발판
이 된다.

(2) 증식성 단계(4일~2주)

지혈 및 염증단계 이후 4일에서 2주까지는 증식성 단계로 상처 부
위에서 섬유아세포(fibroblast)[27]가 증식하며 새로운 조직을 만들어 콜
라겐 복합체를 형성한다. 새로 만들어지는 조직을 튼튼하게 만들어
육아조직(granulation tissue)[28]을 만들어 낸다. 증식성 단계에서는 상
처의 상태에 따라 육아조직이 과하게 형성되어 상처 부위가 주변 피

---

26 조직이나 혈관벽이 손상되면 지혈 과정이 시작되는데, 그 과정에서 수용성 섬유소원들
    이 불용성의 섬유소 실로 전환됨. 이 섬유소 실들이 서로 교차하고 결합하여 섬유소 그
    물망을 형성하는데 이 섬유소 그물망은 손상 부위를 안정시킴. 섬유소 그물망은 혈소판
    과 더불어 손상된 부위에 엉겨 붙어서 안정된 혈전을 형성함.
27 신체의 여러 조직을 연결하며 건이나 근초를 구성한다.
28 조직이 손상당하였을 때, 그 국소 복원의 단계에서 가장 중요한 역할을 하는 새로운 조
    직이며, 새살이라고 부름. 육아조직이 과잉 성장하면 피부 위로 돌출됨.

부보다 솟아오르기도 한다.

(3) 성숙단계(2주~)

2주가량이 지나고 성숙 단계에 접어들게 되면, 염증 세포들이 사라지며 그 후 혈관 생성의 진행이 정지되면서 상처 부위의 모세혈관 밀도도 감소한다. 이 단계에서는 콜라겐의 합성이 최대로 증가함으로 인해 반흔(흉터)이 형성되고 붉게 튀어나온다.

6개월 정도 지나게 되면 점차 콜라겐 섬유가 재배열된다. 혈관들 또한 압박되어 반흔은 점점 더 얇아지고, 색깔이 옅어지면서 주변과 같은 원래의 피부색이 보이게 된다.

【 상처의 치유 과정 】

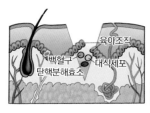 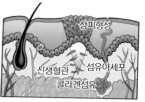 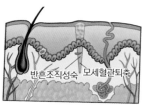

① 염증 단계
상처 내의 이물질이나 균, 괴사조직 등을 제거함으로써 상처를 깨끗이 하는 단계

② 증식 단계
섬유아세포가 증식하고, 콜라겐 섬유를 합성하고 신생혈관을 생성하여 육아조직 형성 단계

③ 성숙 단계
제대로 된 피부조직으로 대체되는 단계

2. 이물의 처리(foreign body management)

신체 밖에서 유입된, 원래는 체내에 없어야 하는 것 또는 체내에서 형성된 병적 산물들, 즉 정상적으로 생체에서는 존재하지 않아야 하는 것 등이 존재하는 것을 이물(foreign material)이라 한다. 조직이 정상적으로 기능하는 것에 장애가 되는 것을 말하며, 이물의 처리는 상처에 대한 조직의 치유 과정 중 하나이다.

1) 흡수(Absorption)

흡수는 아주 간단한 이물 처리이다. 아주 적은 양의 이물이나 아주 작고 자극이 약한 경우에는 그대로 림프관(lymph duct)[29]에 들어가 운반된다.

2) 식작용(phagocytosis)

이물이 인식되면 대식세포(macrophage)나 호중구(neutrophil)[30] 등

---

29 림프액이 흐르는 관. 정맥과 비슷한 구조이며, 정맥과 같은 방향으로 흐름.
30 정상적으로는 혈류를 따라 순환하다가 염증이 시작되는 시기에 반응하는 식세포의 일종.

의 식세포[31]에 섭취되는 현상을 말한다. 대식세포는 선천적 면역을 맡고 있는 중요한 세포이다. 온몸에 정착성으로 자리하고 있는 것이 대부분이나 일부 혈액 내에 단핵구[32]의 형태로 존재하기도 한다.

대식세포는 세포 조직이나 이물질, 미생물, 암세포 등 건강한 몸에 존재하는 단백질이 아닌 것으로 인식되는 이물을 먹고 소화하는 작용을 하는 백혈구의 한 유형이다.

【 식세포의 식균 작용 】

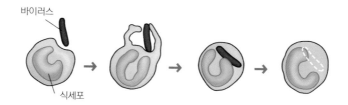

이들은 몸 전체에 분포하고 있으며, 지정된 장기에 고정되어 식작

---

31 유해 외부 입자, 세균, 그리고 죽은 세포를 포식하여 몸을 보호하는 세포.

32 혈액 내에 존재하는 식세포의 일종으로 대식세포나 수지상세포˚로 분화할 수 있음. 척추동물의 선천 면역을 담당하면서도, 후천 면역 과정에도 영향을 끼침.
˚수지상세포: 면역계를 구성하는 면역 세포. 주 기능은 병원균을 처리하여 면역계의 다른 세포들을 위해 표면에 표시하는 항원전달세포. 후천성 면역 반응과 선천성 면역 반응 사이의 매개체.

용을 하거나 아메바처럼 운동하며 잠재적 항원을 순찰한다. 항원이 체내에 침입했을 시 잡아먹거나 독소를 분비하여 파괴할 수 있다. 혈액 내에 단핵구는 항원이 상처로 침입하면 호중구와 같이 혈관 밖으로 나가 대식세포로 분화하여 항원을 제거한다.

대식세포는 CD4라는 단백질을 가지고 있어 HIV[33]에 감염되는 세포이기도 하다. HIV에 감염되어 숙주가 된 대식세포는 온몸에 HIV를 운반하게 된다. 이것은 HIV보균자가 되는 원인 중 하나이며 HIV의 숙주가 된 대식세포는 HIV를 뿜어내다가 결국 바이러스성 괴사를 하게 된다.

3) 융해(fusion)

섬유소 등 어떤 종류의 이물은 그대로 흡수되지 않고 백혈구의 단백질 분해효소에 의해 녹아 풀어져 흡수 처리된다. 이를 융해라고 한다.

---

33 인간면역결핍바이러스.

3. 피부와 타투

타투는 외상성 타투와 인위적 타투로 구분된다.

외상성 타투는 샤프·연필심에 찔리거나, 아스팔트 모래 위에서 넘어졌을 때 발생한 상처를 통하여 피부에 흑연, 아스팔트가루, 모래 등이 침투하여 생긴다. 이물이 표피층에만 침투하였을 때는 피부의 재생 주기를 거치며 점차 사라지지만, 진피층에 침투하였을 때는 점의 형태로 계속 남아 있게 된다.

인위적 타투는 피작업자의 여러 목적을 가지고 인위적인 침습 행위를 통하여 피부 표피의 기저층 아래, 진피층 상부에 비교적 일정한 깊이로 잉크를 주입하여 안착시키는 것이다.

진피 상부를 표적화하여 직접적으로 잉크를 주입하기 때문에 영구적으로 피부 내에 자리 잡게 된다. 그러나 점차 나이를 먹게 되면서 피부의 노화로 탄력이 떨어지며, 피부색이 어두워지고 각질층이 두꺼워지는 등의 피부조직 변화와 자외선 노출 등의 외부 환경에 대한 변화로 타투의 발색이 점차 탁해 보일 수 있다.

1) 피부에서 타투 작업에 적합한 깊이

피부는 관절부나 뼈가 근접해 있거나, 지방이 많거나 적은 부분 등 각 신체의 부분마다 그 두께가 상이하다. 대략적으로 손바닥과 발바닥을 제외한 대부분의 표피와 진피를 포함한 피부의 두께는 5㎜ 이하에 불과하다.

타투 작업 시 적절한 침습의 깊이는 표피의 기저층 아래, 진피층 상부의 진입이다. 각 신체 부위의 피부 두께와 작업 시 자연적·인위적인 텐션을 고려하여 0.5~1.2㎜의 깊이의 침습이 적절하다.

【 외상성 타투(좌), 인위적 타투(우) 】

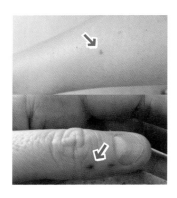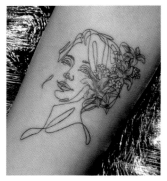

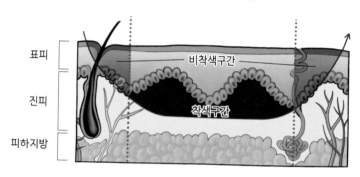

【 타투 작업에 적합한 깊이 】

표피

진피

피하지방

비착색구간

착색구간

2) 타투 작업을 위한 피부 텐션

타투 작업 시에 안정적이고 일정한 깊이로의 작업을 위해서는 피부의 폭신하고 충격을 흡수하고 튕겨 내는 특성을 이겨 내고 피부를 평평하게 펼치는 작업이 필수적이다.

3) 타투 작업에 대한 피부의 반응

타투 작업 시에 피부를 뚫고 체내로 주입되는 잉크는 인체의 면역 체계에 있어서 신체의 보호막이 파괴되며(=상처) 신체 밖에서 침입한 원래는 체내에 없어야 하는 것, 즉 정상적으로 생체에서는 존재하지 않아야 하는 이물이 피부에 침투하는 것이다. 건강한 신체라면 당연하게 면역 체계가 반응하게 된다.

(1) 타투잉크에 대한 면역 반응

진피 상부로 타투잉크가 주입이 되면, 잉크의 일부 작은 분자는 림프관으로 흘러들어 흡수되고 손상을 입은 세포들이 상처가 발생했다는 화학신호를 보내게 된다. 그에 반응하여 잠재적인 항원을 순찰 중이던 대식세포가 반응하여 주입된 잉크분자의 주변으로 움직인다.

잉크분자를 발견한 대식세포는 식작용을 위해 잉크분자를 삼키는데, 대식세포가 처리하기에는 잉크분자의 크기가 크고 다량 침투되어 있다. 따라서 외부에서 침입한 미생물과는 달리 잉크는 대식세포가 완전히 처리해 내지는 못한다.

또한, 섬유소나 단백질과는 성질이 다른 타투잉크는 백혈구의 단백질 분해효소에 의해 융해되지도 않는다. 이로 인해 체내에서 면역반응으로 처리해 내지 못하는 타투잉크는 영구적으로 진피 상부에 머무르게 되며 피부에 침습된 타투잉크 입자는 세포의 세포질에서만 발견된다.

대식세포 외에 잉크의 안착을 방해하는 반응들에는 ① 타투 작업 중 또는 타투 작업 후의 출혈과 함께 잉크 일부가 빠져나가는 경우, ② 적은 또는 작은 잉크의 분자 일부가 림프, 혈관시스템을 통해 침습 부위를 벗어나는 경우, ③ 진피의 잉크가 반복적으로 다른 광원에 노출되는 경우가 있다.

【 타투 작업에서의 면역 반응 】

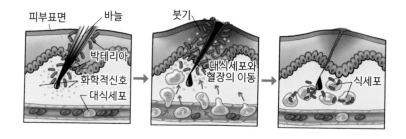

특히 자외선을 포함한 태양복사에 반복적으로 노출되면 주입된 잉크 일부는 타투 작업 후 몇 달 또는 수년간 분해되기도 한다.

타투잉크는 영구적으로 피부에 남아 있지만, 이러한 분해와 배출, 시간의 흐름에 따른 피부 노화로 인한 변화로 작업 결과물의 선명도는 작업 직후의 선명도와는 점차 다른 모습을 띠게 된다.

⑵ 타투 작업 후 피부의 회복과 관리

타투 작업으로 손상된 인체의 첫 번째 보호막인 피부를 안전하게 회복하기 위해 상호 간의 노력과 관리가 필요하다. 정확하고 빠르게 재건해야 혈액과 체액의 손실 및 열려 있는 피부로 침입하는 감염원 또한 막을 수가 있기에 인체는 피부의 회복을 위한 상처 치유의 과정에 집중하게 된다.

타투 작업 후 피부의 회복에서 중요한 점은 ① 스킬적으로 작업 중 데미지를 줄여 피부가 타투를 심한 상처라고 인식하지 않도록 도와 ② 피부 내 자입된 후 면역 과정을 거쳐 남은 타투잉크의 안정적인 안착을 돕는 것이다.

작업 중 심한 데미지로 인한 피부의 면역 반응으로 두꺼운 딱지가 생성되었을 경우 탈각 과정에서 잉크 안착에 방해가 될 수 있으므로 이를 예방하기 위해 최소한의 터치로 최대의 표현을 할 수 있도록 스킬의 연마 및 회복 기간의 적절한 관리가 필요하다.

4) 관리에 따른 회복 단계

(1) 지혈 및 염증 단계 : 집중 관리 기간(0일~3일)

타투를 작업한 후 약 3일까지는 지혈 및 염증 단계로 볼 수 있다.

타투 작업으로 손상된 부위의 혈관이 수축하고, 혈전이 형성되어 침습 행위로 생긴 출혈이 멎게 된다. 이어 피브린이 상처 부위에 엉겨 붙어 굳어 딱지가 생기면서 더 이상의 혈액과 체액의 손실을 막는다.

이 과정에서 타투 작업으로 인한 데미지가 클 경우에는 면역 반응의 범위가 넓이·깊이에 따라 광범위해지고, 데미지에 의한 피부의 보호 반응으로 신체는 타투작업 부위를 보호 체계의 심각한 손상으로 인식할 수 있다. 면역 체계가 타투 작업 부위를 심각한 손상으로 인식하게 되면 신체 보호를 위해 많은 양의 삼출액이 발생하고 두꺼운 딱지가 생길 수 있다. 이때 타투 작업 후 생기는 딱지는 반투명한 흰색의 얇은 딱지가 이상적이다.

피부의 겉면에 존재하는 상피세포는 분화와 증식을 통하여 상처 부위에서 딱지 사이의 틈새를 따라 이동하면서 상처 부위를 덮어 간다. 이러한 재상피화는 타투 작업 직후 2시간부터 48시간 안에 모두 이루어질 정도로 상당히 빠르게 진행된다. 따라서 작업 직후 최소 2시간 동안은 작업 부위의 피부가 외부의 유해한 환경에 노출 및 수분 손실이 되는 중인 상태라고 볼 수 있다. 타투 작업 부위에 바셀린 도포 후 래핑 또는 드레싱필름의 사용으로 진행 중인 수분 손실과 외부 유해 환경 노출에서 타투 작업 부위를 보호해 주어야 한다.
손상된 피부(타투 작업 부위)의 표면이 딱지로 덮여지며 외부의 위험 요인 및 체내의 수분 손실을 막아 낸다.

타투 작업 부위를 치유하기 위한 자연스러운 염증 과정이며, 손상된 혈관을 통해 발생한 히스타민이 작용하여 혈관이 이완된다. 혈관이 넓어졌기에 혈류량이 많아지고, 혈관투과성이 증가하여 혈장의 이동을 통하여 혈장단백질과 백혈구 등이 혈관 밖으로 빠져나와 손상 부위에 삼출액이 모이게 된다. 이 과정에서 타투 작업 중 진피 상부에 자리하지 못한 타투잉크가 삼출액에 소량 섞여 밀려 나와 잉크 색깔의 삼출물이 보일 수 있다.

삼출액의 증가로 타투를 작업한 부위에 백혈구 등의 면역세포가 많아지며 타투 작업 중 자극 및 손상되어 죽은 세포의 공기 중 접촉 및 마찰과 자극으로 인해 세균이 침입하게 된다. 침입한 세균을 백 혈구가 탐식·제거하며 빠른 회복을 위해 미세혈관가지가 많아지도 록 유도되기 때문에, 작업한 부위에 붓기와 열감이 생긴다. 이는 물 기 없는 냉찜질로 증상을 완화할 수 있다.

지혈 및 염증기 동안에는 타투 작업으로 생긴 블러드 베이스가 계 속적으로 보일 수 있다. 염증기 동안 활동하는 면역세포들이 콜라겐 을 합성하며 생성에도 도움을 주어 섬유소 그물을 형성하게 되는데, 이는 타투 작업으로 손상된 피부에 치유의 발판이 된다.

⑵ 증식성 단계 : 집중 관리 기간(4일~2주)

피부(타투 작업 부위) 가장 겉면에 형성된 딱지 아래에서는 4일에서 2주간의 재건 과정인 증식성 단계를 거친다. 이 과정에서 상처 부위 에서 섬유소 그물을 따라 이동한 섬유아세포가 증식하면서 콜라겐 복합체를 형성하여 새로운 조직을 만들어 낸다.

보다 안전한 재건을 위해 딱지는 건조되며 단단해지고, 그 아래에 서는 손상된 피부의 재생에 필요한 요소들을 손상 부위로 이동시키며 빠르게 재건이 진행된다. 단단해진 딱지는 차후 성숙기에 접어들면서 자연탈각이 되는데, 탈각의 시기는 데미지의 정도와 피부 컨디션에 따라 다르다.

염증기 초반에 만들어진 진물과 섞어 굳어진 얇은 딱지들은 증식기 초반에도 떨어져 나가는 것이 보일 수 있다. 건조된 딱지를 임의 탈각시키면 손상된 피부의 재건이 되지 않은 상태에서 다시 위험에 강제로 노출된다. 이에 따라 위험에서 피부를 보호하기 위해 딱지를 만들어 내기 위한 재작용이 시작된다. 따라서 작업 부위 딱지의 임의 탈각이 발생하면 결과적으로 피부의 회복은 늦어지고 잉크의 안착과 발색에도 영향을 끼칠 수 있다.

증식기의 재건 과정에서 타투 작업 부위 주변 정상피부의 세포들이 작업 부위의 손상된 피부 조직에 필요한 영양분과 유·수분을 빼앗길 수 있으며 이로 인해 정상 피부와 달리 타투 작업 부위의 피부는 눈에 띄게 건조해지며 가려움이 심해진다.
이때 무너진 유·수분 밸런스의 회복과 재건 과정에서 오는 타투 작업 부위의 가려움 예방·완화를 위해서 유·수분을 직접 공급할 수 있는 관리 제품을 얇게 자주 도포하며 관리해 주어야 한다.

(3) 성숙 단계 : 일반 관리 기간(2주~)

2주가량 지나고 성숙 단계에 접어들면서 염증 세포들은 사라지게 되고 혈관 생성의 진행이 정지되며 상처 부위의 빠른 치유를 돕기 위해 영양 공급의 루트로 자라났던 모세혈관 또한 감소한다. 정상 피부와 가깝게 재건된 피부가 안정화되는 과정에서도 보습을 위해 관리 제품을 도포하는 것이 좋다.

성숙기에는 염증기와 증식기 과정에서 계속하여 이물로 인식되던 타투잉크도 피부가 정상화되면서 점차 피부 일부로 받아들여진다.

타투위생학

3 타투 작업에 영향을 주는 피부 상태

1. 연령

피부의 성숙과 노화는 호르몬과 관련이 깊다.

호르몬이 활발하게 분비되는 청소년기까지는 체내에서 생산적인 활동이 일어나기 때문에 피부 재생이 활발하게 이루어지며, 피부의 성숙은 20대에 들어 호르몬이 안정화되었을 때부터로 볼 수 있다. 성숙기 전의 피부는 호르몬이 불규칙하여 타투 작업 후 피부의 재건과 발색 등의 회복 과정이 안정적이라 기대할 수 없다.

피부의 노화가 진행되면 콜라겐·탄력섬유의 생산력이 저하되고 피부 재생을 위한 성장인자와 호르몬의 분비가 줄어들게 된다. 또한, 피부 아래에 있는 연조직(지방)들의 배치가 바뀌기 시작하면서 주름이 발생하거나 늘어나고 탄력이 저하됨에 따라 처짐이 발생하여 타투 작업 부위의 피부 텐션을 일정하게 유지하기가 어렵다.

노화로 인해 호르몬의 활동과 신체 대사능력이 저하되면서 피부

의 재생과 분비 기능 또한 저하되고 그 결과 피부는 건조해지며 피부
장벽이 약해지기 때문에 외부의 유해한 자극들의 영향으로 트러블
이 발생하기 쉽다. 따라서 노화가 진행된 피부는 특히 작업 후 회복
과정에서 감염이 발생하지 않도록 관리에 신경을 써 주는 것이 좋다.

2. 성별

개개인의 생활습관과 유전적인 영향에 따라 차이가 있지만, 일반
적으로 구분되는 피부 특징이 있다.

성별에 따른 피부 특성은 성호르몬의 영향을 많이 받는다. 여성호
르몬으로 알려진 에스트로겐은 여성 피부의 피지 사이즈를 작게 만
들고 남성호르몬으로 알려진 테스토스테론은 피부의 두께가 두꺼
워지는 데에 기여한다. 평균적으로 남성의 피부는 여성의 피부보다
20% 정도 더 두껍다.

남성의 피부는 여성의 피부보다 더 많은 콜라겐을 가지고 있어서
밀도가 높고 단단한 외양을 보이며, 남성은 여성의 피부보다 모공이
많다. 피지 분비량은 여성의 두 배에 가까우며 보다 활발한 피지샘
을 가지고 있다.

【 성별에 따른 피부 두께 】

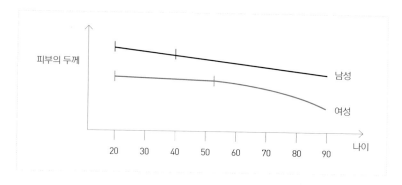

특히 성장기에는 남성호르몬으로 알려진 테스토스테론의 과다로 피부를 지성으로 만들어 지속적인 트러블의 원인이 되기도 한다.

[성별에 따른 일반적인 피부 특징]

남성 피부	여성 피부
여성보다 큰 사이즈의 피지 · 모공 (Pochi and Strauss, 1794)	노화에 따른 높은 피부콜라겐 손실 (Shuster et al, 1975)
여성보다 약한 피부장벽 (Mizukashi and Akamatsu, 2013)	높은 피부 ph (Kim et al, 2006; Luebberding et al, 2013; Bailey et al, 2012)
두꺼운 피부 (Shuster et al, 1975)	얇은 피부 (Shuster et al, 1975)
여성에 비해 수분이 적음 (Mizukashi and Akamatsu, 2013)	남성보다 유분이 적음 (Mizukashi and Akamatsu, 2013)

3. 자외선 노출 정도

타투 작업 후에 잉크가 안착하는 과정에서 과도한 자외선에 노출될 경우 변색 또는 일부 분해된다.

피부 유해인자로 알려진 자외선에 장시간 노출되면 피부에 활성산소[34]가 증가하고, 재생을 위한 성장인자의 생성능력이 떨어진다. 또한 콜라겐을 파괴하는 물질이 생성되고 콜라겐을 생성하는 섬유아세포의 기능이 점차적으로 떨어지기 시작한다. 그 과정에서 피부가 얇아지며 자외선의 노출로부터 피부 보호를 위하여 멜라닌 색소를 생성하게 된다.

멜라닌색소는 자외선을 흡수 또는 산란시켜서 피부로 침투하는 것을 막아 주면서 피부를 보호하지만, 자외선에 과다 노출되어 과잉 생산되는 것은 기미와 잡티 등의 원인이 된다.

따라서 타투 작업 전후에 여름철 자외선에 과다 노출되거나 반복적인 태닝을 경험한 피부의 경우, 피부가 얇아지고 면역력이 떨어져 있을 수 있으므로 작업 및 작업 후 관리에 특히 주의하는 것이 좋다.

---

34 생물체의 내부에서 만들어지는 반응성이 큰 산소의 화합물을 통틀어 이르는 말.

4. 피작업자의 컨디션

1) 피부 유형

(1) 지성 피부

모공의 크기가 크고 유분기가 많은 피부로 피부의 두께가 두껍다. 표면이 고르지 못하며 착색이 나타나는 경우도 있다. 트러블이 발생하기 쉽다. 10대와 20대 초반에서 매우 흔한 형태이나, 35세 이후에는 드문 피부 유형이다.

(2) 중성 피부

보통의 크기의 모공과 깨끗하고 비교적 고른 피부색을 가진 피부 유형이다. 부드럽고 탄력 있는 질감에 유분기가 많거나 당기지 않으며 불편감이나 자극을 느끼지 않는 편이다.

(3) 복합성 피부

계절의 영향을 받는 피부 특성상 4계절이 존재하는 국내에서 가장 많은 피부 유형이다. 중성 피부와의 다른 차이점은 T존에 유분기가 관찰되며 트러블이 생기기 쉽다는 점이다. 겨울에는 건조함을 호소할 수 있다.

(4) 건성 피부

모공의 크기가 작고 피부에 각질이 일고 거친 질감이 관찰된다. 붉은 반점이 나타나기도 한다. 건조한 공기에 노출되거나 피부장벽 손상 시 자극을 받아 당김을 호소할 수 있다. 비교적 피부가 얇고 잔주름이 발생하기 쉽다.

(5) 극건성 피부

중년 이후의 피부에서 관찰되며 좁은 모공과 주름, 모세혈관이 관찰된다. 피부탄력이 저하되어 피부 처짐이 있고 표면이 고르지 못하다.

(6) 민감성 피부

피부 두께가 얇으며 모세혈관이 비친다. 모공의 크기가 작으며 자극에 민감하여 쉽게 붉어지고 트러블이 생기기 쉽다. 모든 피부 유형으로의 진행이 가능하며 대부분 아토피와 천식 등 알레르기 증상이 있는 사람들이 해당한다.

2) 피부 질환

(1) 건선(Psoriasis)

건선은 경계가 뚜렷하고 다양한 크기의 백색의 비늘 형태의 각질

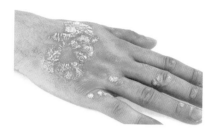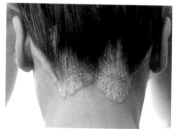

로 덮여 있는 홍반성 구진과 판이 형성되는 질환으로, 호전과 악화가
계속되는 만성 염증성 피부 질환이다.

　조직학적인 특징은 상피의 과다 증식이다. 건선의 증상은 주로 대
칭성으로 발생한다는 것인데, 팔꿈치나 무릎 등 자극을 자주 받는 부
위에 발생한다. 초기에는 피부에 붉은색의 좁쌀 모양의 발진(구진)이
생기고, 이 발진은 점차 호두 크기 정도로 커진다.

　이후 그 주변에서 좁쌀 같은 발진이 새로 생기는데, 이 또한 크기
가 커지면서 서로 합쳐져서 손바닥만 한 크기의 발진이 된다. 그 위
로 하얀 비늘 형태의 인설이 층층이 쌓인다. 건선은 보통 인설로 덮
인 판의 형태를 보이며 인설을 제거하게 되면 점상 출혈이 발생한
다. 드문 경우인 농포성 건선에서는 농포가 나타난다.

　건선 환자는 피부 마찰이 있거나 긁어서 상처를 입는 경우에는 상
처 부위에서 새로운 병변이 발생할 수 있어서 피부 손상을 입히지 않

도록 주의해야 한다. 따라서 타투 작업에는 무리가 있다. 또한 목감기나 편도선염 등의 연쇄상구균 감염을 피해야 하고, 정신적 스트레스 또한 건선을 악화시킬 수 있으므로 스트레스 관리가 필요하다.

(2) 곰팡이감염(Fungal infection)

【 곰팡이감염 】

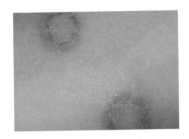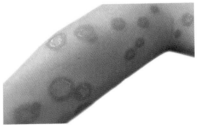

피부 표재성 곰팡이증(곰팡이감염)은 피부의 가장 바깥층인 각질층과 손발톱이 진균에 감염되어 발생하는 질환을 의미한다. 곰팡이감염의 증상은 가려움과 발적, 비늘, 링 형태의 딱지와 같은 증상이 피부에 나타나는 것이다. 감염 부위의 체모가 빠지고 피부가 갈라지며 곰팡이에 감염된 피부는 박테리아 감염으로도 진행될 수 있다. 따라서 타투 작업에는 무리가 있다.

【 두드러기 】

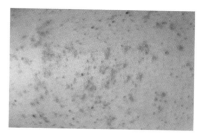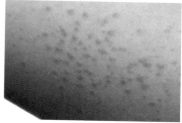

(3) 두드러기(Urticaria)

두드러기는 벌레에 물린 것과 같이 부풀어 오르는 팽진과 그 주변을 둘러싸며 보이는 발적이 특징적으로 나타나는 증상이다. 피부가 몹시 가려우며, 경계부가 명확한 붉은색 또는 흰색병변이 도돌도돌하게 부어오르는 것을 볼 수 있다. 혈관 반응으로 피부의 진피에 나타나는 이러한 팽진은 일시적 부종에 의해 발생한다. 각각의 병변은 24시간 이상 지속되지 않는다.

피작업자가 방문했을 때 두드러기 증상이 보이면 병원 진료를 권하고 타투 작업을 미루는 것이 좋다.

(4) 피부묘기증(Dermographism)

피부묘기증은 피부를 강하게 긁거나 때리면 자극을 주면 그 부근을 따라 부풀어 오르는 증상인 두드러기다. 증상을 가진 대부분은

【 피부묘기증 】

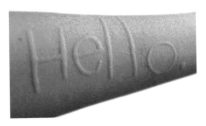 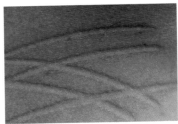

전신 건강에 아무런 지장이 없다. 묘기증은 다른 유형의 두드러기와 동반되는 경우도 있으며, 몹시 가려울 수 있다.

피작업자가 묘기증이 심한 경우에는 병원 진료를 본 후 타투 작업 가능 여부를 진단받는 것이 좋다.

(5) 모낭염(Folliculitis)

모낭염은 세균(특히 포도알균)에 의한 감염과 화학적·물리적 자극으로 모낭에 염증이 생기는 질환을 의미한다.

모낭염의 증상은 부위와 원인에 따라 다르게 나타난다. 보통은 팔 다리나 두피 같은 전신 증상은 없고, 털이 자라나 있는 곳에 발생하지만, 다른 어느 부위에서나 발생할 수 있다. 균이 침입한 부위는 가려움과 통증을 느끼며, 좁쌀 같은 모양의 노랗게 곪은 형태가 보이게 된다. 모낭을 중심으로 붉은색의 반점이 생기고 작은 구진 또는 농

타투위생학

【 모낭염 】

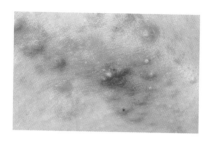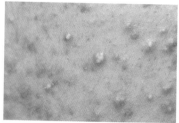

포가 생겨나는 경우도 있다.

이때 발열 증세를 보이거나 오한을 느끼는 등의 전신 증상이 나타남에 따라 국소 림프절이 부어오르거나 털을 중심으로 붉은색의 단단하고 통증이 심한 결절이 발생하기도 한다. 가피가 형성되지만 적절하게 치료하게 되면 흉터를 남기지 않고 치료할 수 있다.

균이 피부의 표피에만 머물러 있지 않고 더 깊숙하게 침입한 경우, 흉터 또는 탈모가 생기기도 한다. 모낭염이 발생한 주변에 타투 작업을 진행하게 되면 바늘을 통해 모낭염이 옮을 수 있으므로 타투 작업 부위 변경이 어려울 경우에는 타투 작업 예약을 미루는 것이 좋다.

(6) 백반증(Vitiligo)

백반증은 멜라닌 세포가 소실되면서 다양한 형태와 크기의 백색반이 나타나는 질환을 의미한다. 백반증은 후천적인 탈색소 질환 중

【 백반증 】

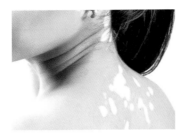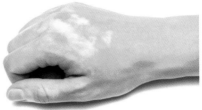

에 가장 흔한 질환이다. 백반증의 증상으로는 피부의 탈색과 백모증 (모발 탈색)이 있으며, 탈색반의 경우 경계가 분명하다. 탈색소성의 대칭성 반은 어느 부위에서나 발생 가능하다. 흰 반점의 경계 부위가 오히려 검은색으로 나타나기도 한다.

백반증은 화학적 또는 물리적 외상을 입은 부위에서 발생할 수 있으므로 자외선을 조심하여야 한다. 반점 부위는 멜라닌 색소가 없어서 쉽게 자외선으로 인한 화상을 입을 수도 있기 때문이다. 또한, 일상생활에서 피부에 상처가 생기거나 자극을 받지 않도록 조심하여야 한다. 상처를 입은 부위는 새로운 백반증이 생기거나 주변의 백반증이 퍼질 수 있기 때문이다. 따라서 타투 작업에는 무리가 있다.

(7) 사마귀(Wart)

사마귀는 사람 유두종 바이러스 감염으로 인해 피부 및 점막의 증

【 사마귀 】

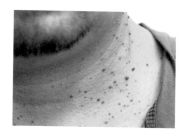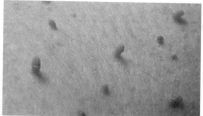

식이 발생하는 질환이다. 사마귀로 병변은 보통 표면이 거칠게 융기되는 구진이나 판 모양으로 나타난다. 자극으로 인한 병변의 확대, 타인으로의 감염을 막기 위하여 치료하는 것이 좋다. 따라서 사마귀 병변 위에 타투 작업을 하는 것은 좋지 않다.

(8) 습진(Eczema)

습진은 가려움, 군집된 구진, 수포, 홍반, 인설을 보이고, 표재성 피

【 습진 】

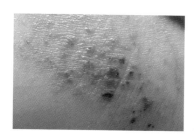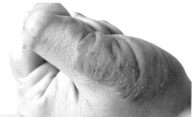

부염으로서 염증성 피부 반응을 보이는 모든 피부 질환군을 통칭한다. 신체의 어느 부위에서나 발생 가능하다.

습진 발생 초기에는 가려움과 동반한 물집과 구진이 발생하며, 이것들은 붉게 변하며 부어오른다. 시간이 지남에 따라서 붓기와 물집은 점차 줄어들지만 피부 주름이 늘어나며, 피부가 두꺼워지기도 하고 색소 침착이 나타나기도 한다. 심한 경우 점점 피부가 갈라지다 출혈이 발생할 수 있다. 드물게 흉터가 생기기도 한다.

습진이 발생한 주변에 타투 작업을 진행하게 되면 바늘을 통해 염증이 옮을 수 있으므로 타투 작업 부위 변경이 어려울 경우에는 습진이 다 나은 후로 타투 작업 예약을 미루는 것이 좋다.

(9) 아토피성피부염(Atopic dermatitis)

아토피성 피부염은 극심한 가려움증을 동반하고 계속 재발하는 만성적인 피부 습진 질환이다. 나이가 들면서 아토피성 피부염의 발

【 아토피성피부염 】

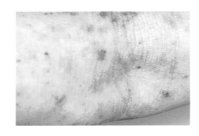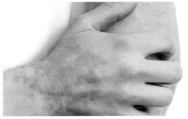

생 빈도는 점점 줄어들지만 소아와 청소년 및 성인에 이르기까지 호전과 악화를 계속하면서 만성적인 경과를 보이는 경우도 있다.

심한 가려움증과 외부의 자극·알레르기 유발 물질에 대하여 매우 민감한 반응을 보이는 것이 가장 큰 특징이다. 심한 가려움에 피부를 긁으면 피부의 습진성 변화가 발생하는 것이 특징이다. 이후 습진이 심해지면 다시 가려움증이 시작되고 다시 긁으면서 점차 심해지는 악순환을 반복하게 된다.

성인의 경우 사지의 접히는 부위에 피부가 두꺼워지면서 건조해지는 습진이 발생한다. 아토피성 피부를 가지고 있는 피작업자에게 타투 작업 시에는 타투 작업 전과 후, 타투 작업 부위 관리 및 상태에 특히 신경 써 주는 것이 좋다.

⑽ 옴(Scabies)

옴은 개선충이라는 피부 기생충에 의해 발생하는 질환으로 '개선'

【 옴 】

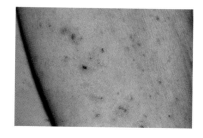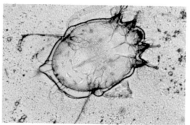

이라고도 한다. 옴은 사람의 피부에 파고 들어가며, 얼굴을 제외한 전신으로 침범하기 때문에 온몸이 가려울 수 있다. 보통 4~6주간의 잠복기를 거쳐 나타나며, 극심한 가려움을 이기지 못하고 환부를 긁게 되면 습진이나 농가진 등을 유발할 수 있다.

옴벌레나 옴벌레의 알이 피부, 침구, 잠옷 등에 붙어 있다가 다른 사람에게 감염시킬 수 있으므로 생활을 함께하는 가족도 함께 치료해야 한다. 다른 사람에게 감염되는 것을 예방하기 위해 옴이 치료될 때까지 성관계는 물론 단순한 접촉도 삼가야 하며 완치될 때까지 타투 작업을 미루는 것이 좋다.

(11) 농가진(Impetigo)

농가진은 덥고 습기가 많은 여름철에 비위생적인 환경에서 세균에 감염되어 발생한다. 감염성이 매우 높은 표재성 피부 감염증으로 물집과 고름, 딱지가 생기는 것이 특징이다.

【 농가진 】

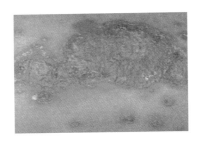 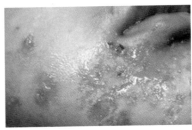

접촉감염을 일으키는 비수포성 농가진과 물집이 보이는 수포성 농가진의 두 가지 종류가 있다. 물집 농가진은 황색 포도알균이 만드는 독소에 의해 표피 상층부에 물집이 생기는 것이다. 접촉감염 농가진이 70%를 차지한다.

농가진은 긁거나 환부를 만진 손으로 다른 부위를 접촉했을 경우 번질 수 있다. 따라서 피작업자가 농가진이 발생한 부위의 근처에 작업을 원할 시 타투 작업 부위 변경이 어려울 경우에는 농가진이 다 나은 후로 타투 작업 예약을 미루는 것이 좋다.

⑿ 접촉성 피부염(Contact dermatitis)

접촉성 피부염은 피부에 자극을 주거나 알레르기를 일으키는 물질에 노출이 되었을 때 나타나는 피부 염증이다.

염증의 원인에 따라서 자극성 접촉, 알레르기성 접촉 피부염으로 나뉜다. 가벼운 자극성 접촉 피부염은 피부에 약간의 발적이 보일

【 접촉성 피부염 】

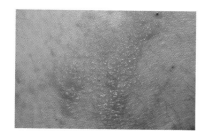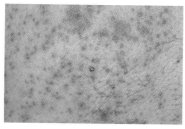

뿐이지만, 이후 진행되면 피부 부종, 물집이 생기고 악화되면 궤양이 생길 수도 있다. 2차적으로 세균 감염이 이루어지면 농포가 생긴다. 증상은 피부가 유해 물질에 접촉하거나 젖거나, 덮인 부분에 국한되어 노출된 즉시 발생한다.

알레르기 접촉 피부염은 물집과 심한 가려움, 피부 발을 동반한다. 접촉 피부염이 만성적으로 되면, 피부는 두껍게 변화하며 건조해지고 피부색이 변하게 된다. 자극성 피부염은 타투 작업 후에 피작업자가 특히 주의해야 할 피부 질환 중 하나이다.

그렇기에 타투 작업 후 관리 기간 동안 세탁하지 않은 침구, 세제, 비누, 반려동물과의 접촉, 먼지, 의류 등 타투 작업 부위에 자극이 갈 만한 환경 또는 상황에 주의하여야 한다.

(13) 켈로이드(Keloid)

켈로이드는 외상의 경계를 넘어 진행되는 융기된 흉터이다. 흉골

【 켈로이드 】

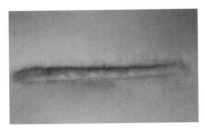 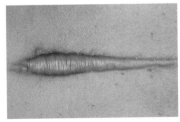

부근에 잘 발생하며 등의 위쪽과 어깨, 귀에서도 흔하게 나타난다. 켈로이드의 증상은 단단하면서 반질거리는 표면을 보이는 불규칙한 형태의 홍반 융기물이 나타나는 것이다. 시간이 지나면서 손상된 부위보다 더 넓고 크게, 갈색으로 색과 크기가 변하며 단단해진다.

적절한 치료를 병행하지 않고 켈로이드가 발생한 부위를 외과적으로 절제할 경우, 더 크게 켈로이드가 다시 발생할 수 있다. 켈로이드와 비대흉터를 오인할 수 있으나 감별 가능하다.

켈로이드가 있는 피작업자의 경우 병원 진료를 본 후 타투 작업 가능 여부를 진단받는 것이 좋다.

【 켈로이드와 비대흉터 감별 】

켈로이드(Keloid)	비대 흉터(Hypertrophic scar)
• 외상 후 수개월 후 발생 • 시간이 지나도 호전되지 않음 • 원래 병변 부위를 넘어서 주변으로 번짐 • 유전적 요인이 있는 사람에서만 발생 • 피부색이 짙은 사람에서 호발	• 외상 후 빠른 시간 내에 발생 • 시간이 지나면서 호전 • 상처 부위에 국한됨 • 발생 빈도가 흔하다 • 피부색과 무관

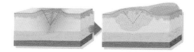 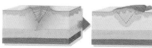

출처: 보건복지부, 대한의학회

⑭ 피부건조증(Xerosis cutis)

피부건조증은 피부 표면 지질의 감소와 천연 보습 성분의 감소로 피부가 건조한 각질로 인해 하얗게 일어나고 울긋불긋해지며 가려움증이 생기고, 심할 경우 갈라지는 피부 질환을 말한다.

피부 건조증의 특징적인 병변은 미세한 비늘이다. 이는 주로 사지에서 발생하며 정강이 부근에서 특히 흔하게 볼 수 있다. 이는 전신적인 가려움증과 동반되어 나타난다. 이러한 증상이 계속됨에 따라 피부에서는 점차 금이 간 것 같은 형태로 피부 균열이 나타난다.

피부건조증을 가지고 있는 피작업자의 경우, 작업 중 데미지를 입을 확률이 높으며 작업 후에도 회복이 늦어질 수 있다. 관리 과정에서 감염이 발생할 위험이 높기 때문에 타투 작업 부위 관리 및 상태와 유·수분 및 영양 공급에 특히 신경 써 주는 것이 좋다.

【 피부건조증 】

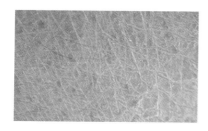 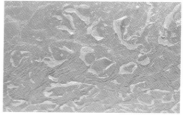

3) 면역 및 통증에 취약한 상태

면역력이 저하되어 감염에 취약한 임산부나 류머티즘·당뇨·백혈병 환자는 상태에 따라 타투 작업을 하지 않는 것이 좋다.

숙취, 수면 부족, 공복, 생리 중인 여성 등 컨디션이 저하된 상태의 피작업자는 통증에 취약한 상태일 수 있으므로 피작업자의 컨디션 케어에 주의하며 진행하거나 상태에 따라 타투 작업을 미루는 것이 좋다.

타투는 인체에 바늘을 사용하는 침습 행위의 일종으로 의료 행위에 버금가는 엄격한 위생 개념과 지식이 필요하다.

Chapter 02 위생학에서는 인체의 면역과 염증, 감염, 감염병 및 타투 작업장 감염 관리와 작업 부위 감염증에 대해 다루고 있다.

02 위생학

1 면역

Cahpter 01 피부학에서 타투 작업과 타투 작업에 대한 신체의 면역 반응에 대해 학습했기에 우리는 타투와 면역의 연관성을 알고 있다. 이와 함께 타투가 면역에 영향을 주는 요인들에 대해 알아보려 한다.

1. 면역

면역이란 인체의 손상에 따른 부작용에 대응하여 인체를 보호하는 방어 기능으로서 외부의 이물질이 체내로 침입했을 때 보호하기 위한 작용이다. 일반적으로 이물질이 체내에 들어오면 우리 몸은 고도의 감별 능력으로 이물질을 인식하고 이에 따라 숙주 내에는 면역 반응이 일어나게 된다.

이 면역 작용의 결과 인체는, ① 박테리아나 바이러스 등 병원균을 중화시키고 파괴하며 ② 외인성 단백질의 공격에 대한 저항력을 기르게 되고 ③ 다른 생체의 세포 및 장기를 수용하거나 거부하며 ④ 악성 세포의 증식과 확산을 막는 능력을 갖추게 된다.

【 면역 반응으로 바이러스 세균 및 박테리아의 침입으로부터 몸을 보호한다 】

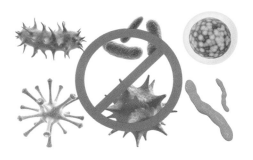

1) 면역 반응의 영향 요인

⑴ 연령

대부분 중년 이후에 면역성 건강 문제가 다른 질병보다 많이 발생하며 빈도와 중증도는 노인층에서 더 심해진다.

고연령화에 따라 면역 반응을 담당하는 세포의 생성이 저하되고 비정상 세포에 대한 감시 능력 저하로 암 발생률도 증가된다. 신체적으로 위액 분비와 운동도 저하되어 감염에 약해지므로 다양한 건강 문제에 노출되기 쉽다. 한편 담배나 환경오염으로 폐 기능 저하, 폐의 염증 및 폐암의 위험성은 더 커진다. 피부도 나이가 들며 얇아지고 탄력성이 저하되어 말초신경질환, 찰과상, 욕창 등 정신적 방어 능력이 저하되는 결과가 나타난다.

【 연령대별 면역세포 수의 변화 】

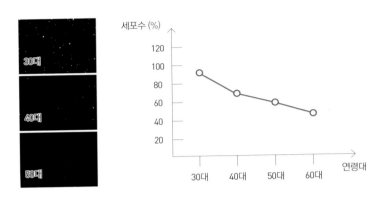

(2) 성별

성호르몬도 면역 반응에 관여한다. 여성호르몬으로 알려진 에스
트로겐은 면역세포(T림프구)의 활동을 조정하고 남성호르몬으로 알
려진 안드로겐은 면역억제세포를 생성한다.

(3) 영양

적절한 영양 상태 유지가 중요하다. 단백질 저하나 비타민 결핍은
DNA 합성에 지장을 주는데, 비타민은 면역세포의 증식과 성숙을
조절한다. 특히 감염이나 심한 질병 기간에 영양 요구 정도가 증가
된다.

타투위생학

⑷ 심리-신체적 면역성 요인

면역계는 신경계와 관련을 가지고 있다. 면역 과정이 신경과 내분비[1] 기능 및 행동에 영향을 주어 자기 조절 능력에 관여하며, 임상적인 예로 행동요법, 이완요법, 심상요법, 바이오피드백[2], 유머, 최면 등이 면역 반응에 영향을 준다. 스트레스를 많이 받을수록 면역 기능은 저하된다.

⑸ 다른 질병 등

화상, 외상, 감염, 암 등과 같은 질환은 면역계 기능을 방해한다.

화상의 경우 신체의 첫 번째 방어기전이 손상받고 혈청[3]의 대량 손실로 면역글로불린[4]이 포함된 단백질이 손실된다.

수술이나 외상 시에는 심리적 스트레스 증가로 부신피질[5]에서 항염 작용을 하는 코티졸[6]이 자극받고, 코티졸이 증가하면 백혈구의 포

---

1 몸속의 기관(내분비선)에서 특유의 호르몬 작용으로 생산되고, 따로 통하는 관을 통하지 않고, 직접 혈액 속에 분비되는 현상.
2 몸에 부착되어 있는 감지기를 통해 심박수와 근육 긴장, 피부 온도, 혈압, 뇌파, 호흡 등의 생리적 기능의 변화를 표시하여 신체 기능을 의식적으로 조절할 수 있도록 유도하는 기법.
3 혈장에서 섬유소를 뺀 나머지.
4 항원의 자극에 의해 면역 반응으로 만들어지는 당단백질 분자로, 주로 혈액 내의 특정한 항원과 특이적으로 결합 후에 항원-항체 반응을 일으킴.
5 신장 위에 위치한 내분비기관인 부신의 겉 부분.
6 스테로이드 호르몬의 일종으로, 부신피질에서 생성됨.

식이나 균 사멸을 위한 분비 작용이 억제되는 등 정상적인 면역 반응을 억제한다.

만성질환의 경우도 마찬가지이다. 신장기능부전은 림프구결핍을 동반하고 당뇨병의 경우 혈액 기능부전과 신경증, 혈당조절장애로 감염의 기회가 많아진다.

(6) 약물 복용

항생제의 장기간 과다 복용은 면역 반응을 저하시킨다. 항생제, 코르티코스테로이드, 비스테로이드성 항염제, 세포독성약물의 4가지는 균형 있게 잘 쓰지 않으면 면역계 기능에서 균형이 깨지므로 유의하여 처방대로 복용하여야 한다.

① 항생제

미생물이 생성한 물질이다. 다른 미생물들의 성장을 저해하여 항균 작용을 나타내면서 세균이 신체에 침입하여 일으킨 감염을 치료하는 역할을 한다.

작용기전과 항균 범위에 따라서 항생제는 다양하게 분류될 수 있다. 약리학적 특성과 내성 양상, 항균 범위, 작용기전, 약물 상호 작용 등을 고려하여 의사의 처방에 따라 사용되게 된다. 항생제의 오남용을 방지하기 위해서는 항생제를 처방받은 사람과 처방한 전문가 모두의 주의가 필요하다.

② 코르티코스테로이드

생체 내 면역 반응, 혈압 조절, 신진대사 등에 관여한다. 합성 스테로이드 약물의 대부분이 코르티코스테로이드 계열이다.

③ 비스테로이드성 항염제

발열과 통증을 동반한 중세에 대해 광범위하게 사용되는 약품을 일컫는다. 흔히 소염진통제라고 부르며, 이 중 스테로이드 계열의 약품을 제외한 것을 비스테로이드성 항염제라고 부른다. 아스피린(acetylsalicylic acid), 이부프로펜(ibuprofen), 나프록센(naproxen)이 여기에 속한다.

④ 세포독성약물

정상세포에 비해 빠른 속도로 분열하는 암세포를 공격하여 항암 효과를 나타내는 약물이다.

2 염증

1. 염증의 정의

염증이란, 생체 조직이 외부로부터 자극을 받았을 때 그 영향을 국소화시켜 손상된 부위를 정상으로 회복시킨 후 유지하려는 생체의 정상적인 방어기전이다. 국소적인 손상에 대한 혈관이 존재하는 조직의 반응이다.

염증의 5대 징후로는 발적(redness), 종창(swelling), 열감(heat), 통증(pain), 기능 상실(loss of function)이 있다.

- 발적(redness)

  혈관 반응으로 소혈관이 확장되고 혈류 증가로 인하여 적색을 띠게 된다.

- 종창(swelling)

혈관벽의 투과성 증가로 혈장 성분이 혈관 외로 삼출되어 종창이 일어난다.

- 열감(heat)

  소혈관이 확장되고 혈류가 증가됨에 따라 체내의 열이 표면으로 이동하여 열이 발생한다.

- 통증(pain)

  감각 신경 말단이 삼출물에 의해 압박을 받기 때문이며, 화학매 개체의 자극에 의해 통증이 유발된다.

- 기능 상실(loss of function)

  염증 부위의 동통, 신경장애 및 불편감으로 손상 부위의 활동이 부자연스러워지고 부분적 기능 장애가 초래된다.

2. 염증의 원인

염증을 발생시키는 원인으로는 여러 가지가 있다. 물리적인 인자

(상처, 온도 등)와 화학적 인자(강한 산을 포함한 독극물 등), 병원미생물
(세균으로 인한 감염 등에 의한 것), 면역학적 자극(알레르기 등) 등을 들
수 있다. 이 중 병원미생물에 의한 것이 가장 많다.

　이러한 원인으로 발생한 염증은 일어나는 시간과 경과에 따라서
급성 염증과 만성 염증으로 구분된다. 급성 염증은 원인과 관계없이
비교적 일정한 반응을 보인다. 만성 염증은 원인에 따라서 그 형태
와 양상이 다양하게 나타난다.

　타투 작업 후에 염증을 일으키는 경우는 대체적으로 급성 염증인
경우가 많으며, 그 원인은 물리적인 인자와 병원미생물에 의한 경우
일 수 있다.

3.　염증의 증상

　염증의 임상 증상은, 전신 증상과 국소적 증상으로 나눌 수 있다.
　전신 증상은 피로와 발열, 쇠약, 식욕 감퇴가 있고, 임상증상 외에
도 백혈구 증가증이나 백혈구 감소증이 보이기도 한다. 국소적 증상
은 위에서 언급한 5대 징후와 충혈, 삼출이 있다.
　충혈은 처음에 혈관 팽창, 혈구가 모여들게 되며 그 후 발적, 발열

이 나타나게 된다. 또 삼출물은 백혈구가 혈관 밖으로 이탈하면서 체액도 함께 빠져나가게 되고 붓기가 생기는데, 그 붓기가 신경종말을 자극하므로 통증을 유발하게 된다.

【 염증의 진행 과정 】

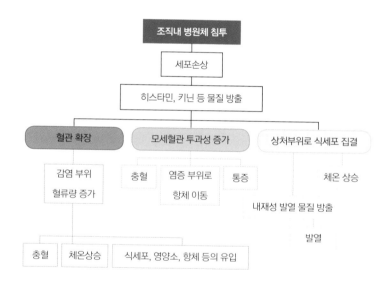

4. 염증의 종류

1) 급성염증

앞서 말했듯 염증의 발현은 임상적으로 전신 증상과 국소 증상으로 나타나는데, 발적, 붓기, 발열, 통증 및 기능장애로 나타난다. 이러한 증상이 국소적 염증의 주 증상이라고 할 수 있다.

⑴ 급성 염증의 과정

급성 염증에서 관찰할 수 있는 조직의 변화는 손상 부위의 손상 정도에 따라 상이하지만, 일차적으로 세동맥의 일시적인 수축에 의해 발생한다. 이어 혈관의 확장 및 혈류량이 증가하며, 동시에 혈관의 투과성도 증가한다. 또, 혈류 속도는 감소하며, 백혈구가 혈관의 내벽 쪽으로 모이는 벽혈구의 이동 현상이 일어난다. 이렇게 내벽 쪽에 모인 백혈구는 혈관내피세포에 달라붙어 혈관벽을 통과해 혈관 밖으로 나오는 현상이 일어난다. 이때 혈관내피 손상이 심할 경우 적혈구도 함께 혈관을 빠져나오게 되는데, 이것을 출혈이라고 한다.

염증 반응으로 모여든 염증세포들 중에 호중구 및 대식세포는 신체 내에서 유해한 물질들을 탐식하는 기능을 맡고 있으며, 유해한 물질들을 파괴하는 성분을 분비한다.

⑵ 탐식 작용

탐식은 손상된 부분에 존재하는 세균이나 괴사물질, 여러 물질을 세포 내로 섭취하는 과정이다. 이러한 탐식 작용은 3가지 과정을 거쳐 일어난다. 탐식해야 할 대상을 인식, 탐식해야 할 대상을 둘러싸며 섭취, 섭취한 대상들을 자가분해효소로 소화시킨다.

⑶ 염증에 관여하는 세포

염증의 경과에 따라 활동하는 세포가 달라진다. 염증의 초기에는 대부분의 역할을 호중구가 담당하게 되고 후기에는 림프구와 대식세포, 형질세포가 이를 대신한다. 알레르기성 질환에서는 호산구와 비만세포가 주요 역할을 담당한다.

2) 만성 염증

만성 염증은 오랫동안 염증 상태가 지속되는 것을 말한다. 만성 염증이 생기는 원인으로는 급성 염증이 치유되지 않는 경우와 같은 부위에 급성 염증이 반복적으로 재발하는 경우, 자극과 손상에 대한 반응이 천천히 나타나는 경우 등을 들 수 있다.

3 감염

1. 감염의 정의

감염(infection)이란 병원체인 병원미생물이 숙주의 체내에 침입하거나 또는 점막 표면에 붙어서 증식한 상태를 말하며, 병원체가 내부 조직을 침범한 상태이다. 하지만 단순히 붙어 있기만 하고 증식하지 않으면 오염(contamination)이라고 하며 감염과 구별된다.

감염이 발생하게 되면 대개 면역 반응 또는 염증과 같은 숙주 측의 반응이 일어난다.

2. 병원체의 종류

병원체는 감염으로 질병을 일으킬 수 있는 미생물이다. 세균과 진균, 클라미디아, 바이러스 등이 있으며, 미생물 외에는 장내기생충과 원충류 등을 들 수 있다. 이들 중에서는 세균과 바이러스가 인체에 가장 흔하게 영향을 주는 병원성[7] 미생물이다.

3. 미생물의 전파 경로

미생물이 현 숙주로부터 다른 숙주로 이동하는 것을 전파(감염)라고 한다. 감염증(감염병)은 감염원과 감염 경로, 숙주의 감수성의 3가지가 갖추어졌을 때 성립한다.

즉, 감염된 환자가 어느 부위에서 병원체를 배설하는가, 또는 배설된 병원체가 어떤 경로를 통하여 다른 숙주에 도달하는가를 아는 것은 감염병을 이해하는 데 매우 중요하며, 또한 감염증에 따른 대책 수립에도 필요한 정보이다.

---

[7] 감염원이 숙주의 체내에서 병을 일으킬 수 있는 능력.

1) 감염원

건강 상태 및 병의 유무를 불문하고 병원체를 배출하고 있는 사람 또는 동물을 감염원이라고 한다. 증상이 있는 환자의 경우 감염원으로서 필히 주의해야 한다.

병원체에 따라서는 잠복 기간에 이미 체외로 배출되는 경우, 전형적인 증상이 나타나지 않는 무증상 감염도 있다. 이 경우에는 감염원으로서의 위험성이 더 높다.

증상을 보이지 않는 상태로 병원체를 배출하는 사람을 보균자, 병의 치유 후에도 계속해서 병원체를 배출하는 사람을 병후보균자라 하며, 장티푸스의 보균자가 그 전형적인 예이다. 그리고 증상이 없는 상태로 보균하고 있는 자를 건강보균자라고 한다.

감염원은 사람뿐 아니라 우리 주변에도 쉽게 접할 수 있는 동물, 곤충 등도 감염원이 될 수 있다. 하물며 자기 자신일 수도 있는데 이 경우 내인성 감염이라고 한다. 이를 감염원이라고 통상적으로 말하지 않으나 주변 환경 속에도 종종 병원체는 존재하고 있음을 인지해야 한다.

2) 병원체의 배출 부위

병원체의 배출 부위는 환자나 보균자가 가진 병원체가 배출되는 특정 신체 부위를 말한다.

질병의 종류에 따라 병원체의 배설 부위는 다르며, 호흡기계 감염병(폐렴, 폐결핵, 감기, 백일해, 성홍열, 수막염 등) 병원체는 구강 및 비강에서 콧물, 재채기, 기침, 객담(가래), 대화 중에 타액의 비말 등과 함께 배출된다.

항문에서는 분변과 함께 소화기계 감염병 병원체가 배설되며, 비뇨기계 감염병의 병원체는 주로 생식기에서 분비물이나 소변으로, 피부 감염병들은 대부분 피부에서 병원체가 배출된다.

3) 감염 경로

감염원에서 배출된 병원체가 이후 다른 숙주에게 도달하는 경로는 다음과 같다.

(1) 직접감염

감염원과 악수, 포옹 등 직접적인 신체 접촉으로 감염되는 것을 직접감염이라고 한다. 특히 호흡기계 감염병의 경우, 환자에게서 배출되는 침과 가래 등의 분비물을 통해 직접감염 될 수 있다.

(2) 간접감염

감염원으로부터 병원체가 배설되어 물건이나 생물 등 매개체를 통하여 간접적으로 감염되는 경우이다. 저항력이 강하고 몸 밖에서도 장기간 생존할 수 있는 병원체가 많이 있다. 음식물과 물, 공기와 먼지, 매개동물, 기물·의류 등의 간접적인 영향으로 감염되는 것을 간접감염이라고 한다.

4. 감염증의 일반적 경과

감염증의 일반적 경과를 살펴보면, 병원성 미생물은 다양한 경로를 통해 숙주의 체내로 침입하고 정착 및 증식함으로써 감염이 성립된다. 미생물이 숙주의 방어 능력보다 우세한 경우, 결과적으로 국소적 또는 전신적으로 증상이 일어나 감염증 양상을 띤다.

4   감염병

1.   법정감염병

질병으로 인한 사회적 손실을 최소화하기 위해 법률로써 환자와 그의 가족, 의료인, 국가의 권리와 의무가 명시된 감염병을 법정감염병이라고 한다. 법정감염병 발생 시 법으로 정해진 신고 의무자는 의사, 치과의사, 한의사이다.

타투전문가는 신고 의무 및 진단 자격은 없지만 가까이에서 사람을 대하고 바늘을 사용하여 작업을 하기 때문에, 작업장 위생 관리와 감염 예방, 작업자·피작업자 모두의 안전을 위해 법정감염병의 종류를 알아 둘 필요가 있다.

2021년 개편된 법정감염법 분류 체계에서 규정한 감염병은 총 86종으로 제1급 감염병 17종, 제2급 감염병은 20종, 제3급 감염병은 26종, 제4급 감염병은 23종이다.

1) 제1급 감염병

⑴ 특성

생물테러감염병 또는 치명률이 높거나 집단 발생 우려가 커서 발생 또는 유행 즉시 신고하고 음압 격리가 필요한 감염병으로 17종이다.

⑵ 종류

에볼라바이러스병, 마버그열, 라싸열, 크리미안콩고출혈열, 남아메리카 출혈열, 리프트밸리열, 두창, 페스트, 탄저, 보툴리눔독소증, 야토병, 신종감염병증후군, 중증급성호흡기증후군(SARS), 중동호흡기증후군, 동물인플루엔자 인체감염증, 신종인플루엔자, 디프테리아.

2) 제2급 감염병

⑴ 특성

전파 가능성을 고려하여 발생 또는 유행 시 24시간 이내에 신고하고 격리가 필요한 감염병으로 20종이다.

⑵ 종류

결핵, 수두, 홍역, 콜레라, 장티푸스, 파라티푸스, 세균성이질, 장출혈성대장균감염증, A형간염, 백일해, 유행성이하선염, 풍진, 폴리오, 수막구균 감염증, b형헤모필루스 인플루엔자, 폐렴구균 감염증, 한센병, 성홍열, 반코마이신내성황색포도알균(VRSA)감염증, 카바페넴내성 장내세균속균종(CER)감염증.

3) 제3급 감염병

⑴ 특성

발생 또는 유행 시 24시간 이내에 신고하고 발생을 계속 감시할 필요가 있는 감염병으로 26종이다.

⑵ 종류

A파상풍, B형간염, 일본뇌염, C형간염, 말라리아, 레지오넬라증, 비브리오패혈증, 발진티푸스, 발진열, 쯔쯔가무시증, 렙토스피라증, 브루셀라증, 공수병, 신증후군출혈열, 후천성면역결핍증(AIDS), 크로이츠펠트-야콥병(CJD) 및 변종크로이츠펠트-야콥병(vCJD), 황열, 뎅기열, 큐열, 웨스트나일열, 라임병, 진드기매개뇌염, 유비저, 치쿤구니야열, 중증열성혈소판감소증후군(SFTS), 지카바이러스 감염증.

4) 제4급 감염병

⑴ 특성

제1급~제3급 감염병 외에 유행 여부를 조사하기 위해 표본 감시 활동이 필요한 감염병으로 23종이다.

⑵ 종류

인플루엔자, 매독, 회충증, 편충증, 요충증, 간흡충증, 폐흡충증, 장흡충증, 수족구병, 임질, 클라미디아감염증, 연성하감, 성기단순포진, 첨규콘딜롬, 반코마이신내성장알균(VRE)감염증, 메티실린내성황색포도알균(MRSA)감염증, 다제내성아시네토박터바우마니균(MRAB)감염증, 장관감염증, 급성호흡기감염증, 해외유입기생충감염증, 엔테로바이러스 감염증, 사람유두종바이러스감염증.

2. 혈액 매개 감염병

혈액 매개 감염병이란 AIDS, B형간염 및 C형간염, 매독 등 혈액 및 체액을 매개로 하여 타인에게 감염되어 질병을 유발하는 감염병을 말한다. 혈액 매개 감염병에 노출될 수 있는 상황에는 피부감염,

경구감염, 안구감염, 혈액취급 등이 있다.

- 피부감염

  감염병 유발 인자를 가진 사람에게 사용한 주사기와 봉합바늘, 수술용 칼 등에 의하여 상처가 난 피부에 감염병 유발 인자를 가진 사람의 혈액이 접촉됨으로써 감염되는 경우를 말한다.

- 경구감염

  혈액을 접촉할 수 있는 장소에서 음식물을 섭취하거나 흡연을 하는 등 구강을 통하여 감염되는 경우를 말한다.

- 안구감염

  혈액이 튀어서 눈에 들어가거나 혈액으로 오염된 손으로 눈을 만져서 감염이 되는 경우를 말한다.

- 혈액취급

  혈액의 채취와 운반, 전처리, 분석, 폐기와 저장 등의 모든 과정을 말한다.

타투전문가는 혈액 매개 감염 중 피부감염과 경구감염, 안구감염의 상황에 특히 주의해야 하는데, 이는 타투 작업 시 혈액 매개 감염병 유발인자를 가진 사람에게 사용한 바늘이 작업 중 또는 작업 후의 부주의로 감염될 수 있기 때문이다.

타투전문가의 손 또는 다른 신체 부위를 찔렀을 경우, 타투전문가의 손 또는 장갑 낀 손으로 작업 부위 또는 작업 부위를 닦아 낸 티슈 등을 만진 후 눈을 비비거나 음식물을 만져 섭취한 경우에도 감염이 발생할 수 있다. 그러므로 타투전문가는 타투 작업 중 머신의 구동 및 컨트롤 그리고 타투 작업이 끝난 후 작업대를 정리할 때 바늘의 분리 및 폐기에 있어 늘 주의하여야 한다.

3. 피부 감염성 감염병

아토피나 건선, 습진 등 피부 질환의 상당수는 감염성이 없는 것이 일반적이다. 하지만 여러 피작업자가 오가는 타투 작업장에서 주의해야 할 피부 질환들이 있다. 특히 사람에게서 사람으로 전파가 우려되는 옴, 이, 무좀, 헤르페스, 사마귀 등 감염성 피부 질환들은 특히 주의가 필요하다. 감염성 피부 질환 중 바이러스나 진드기, 곰팡이, 기생충 등에 의해 감염이 생기는 질환의 경우 쉽게 감염될 수 있기 때문이다.

옴과 이 같은 기생충 감염으로 발생하는 피부염, 무좀과 같은 진균 감염에 의한 질환 그리고 사마귀와 같은 바이러스 감염에 의한 질환들의 경우 피부와 피부가 닿는 직접적인 접촉으로 직접 전파가 가능하다. 하물며 사용하는 물건, 의류, 담요 등을 공유함으로 인해 간접 전파가 발생할 가능성도 크다.

작업장의 물품과 비품, 머신 등은 작업 전후로 반드시 소독하며 매 작업 새로운 위생 세팅은 작업에 임하는 타투전문가라면 반드시 실행해야 할 필수 사항들이다. 눈에 보이지 않는 감염원들에 대해 늘 경계해야 한다.

4. 호흡기 감염성 감염병

호흡기 감염성 질환은 ① 박테리아에 의한 질환(디프테리아, 성홍열, 백일해, 박테리아성 폐렴, 폐결핵 등), ② 바이러스성 상기도 감염증(인플루엔자, 신종플루 등), ③ 바이러스에 의한 질환(홍역, 풍진, 수두, 유행성 이하선염, 코로나 등)과 같이 눈에 보이지 않고 위험한 질환들이 많다.

대화 중에 발생하는 비말, 기침 또는 재채기 등으로 발생하는 침방울 등 또한 위험인자가 될 수 있다. 피작업자가 방문 시에는 반드시 마스크 착용과 손 씻기를 권장하며 접촉을 최소화해 타투 작업장과 함께 이용하는 다른 타투전문가 및 피작업자의 안전을 보호해야 한다.

5 타투 작업장 감염 관리와 감염증

1. 소독, 멸균과 위생

타투 작업 시 작업 필드(field)의 위생을 위해 사용하는 바늘(needle)
과 팁(tip)은 멸균 과정을 거쳐 생산되는 일회용(disposable) 제품의 사
용을 원칙으로 한다.

본격적인 소독과 멸균, 위생에 대해 학습하기 전에 아래의 용어들
을 익혀 두자.

- 세척(cleaning)

  물과 기계적 마찰이나 세제를 사용하여 기구의 오염을 제거하는
  과정이다. 소독과 멸균 과정을 시행하기 전에 세척을 반드시 하
  여야 한다.

- 소독(disinfection)

  물체 표면에 존재하는 세균의 아포를 제외한 미생물들의 사멸을 말한다.

- 멸균(sterilization)

  모든 종류의 미생물과 세균의 아포까지 모든 것을 완전히 사멸시키는 것을 말한다. E. O. (Ethylene Oxide)가스 멸균법, 고압증기 멸균법, 저온 플라즈마 멸균법, 건열멸균법, 과초산 멸균법 등이 있다.

- 오염(contamination)

  기구나 필드, 신체 표면에 혈액, 분비물, 체액, 배설물 등이 묻어 있는 상태로 세균이나 바이러스 등의 미생물들이 존재할 가능성이 높은 상태를 말한다.

- 오염 제거(decontamination)

  기계적 마찰 또는 화학적 제재를 사용하여 기구나 필드, 신체 표면에 묻어 있는 오염 물질을 제거하는 것을 말한다.

- 소독제(disinfectant)

  병원성 미생물을 제거하기 위하여 기구나 물품에 사용하는 약물이다. 방부제·소독제들을 살균제(germicidal agent)라고 하며 살균제는 열에 노출될 경우 손상을 받는 기구의 소독이나 피부 소독에 주로 이용한다. 살균제를 이용하여 소독하는 경우 소독하고자 하는 기구 또는 물품의 표면에 묻어 있는 혈액, 농, 체액 등을 물과 비누 또는 기타 세정제로 깨끗이 닦아 낸 후 소독한다.

- 아포(spore)

  특정 세균의 체내에 존재하는 타원형 또는 원형의 구조로 보통 바실루스(Bacillus)속 균과 클로스트리듐(Clostridium)속 균에 속하는 보툴리누스균, 탄저균, 파상풍균 등이 이에 속한다. 아포는 악조건(고온, 동결, 방사선, 건조, 약품 등 물리·화학적 조건) 속에서도 저항력이 강하며 오랜 시간 생존이 가능하기 때문에 특별한 주의가 필요하다.

- 방부제(antiseptics)

  미생물의 성장을 억제시키거나 병원성 미생물을 제거해 버리는 약물로서 생체 조직에 사용하는 약물을 의미한다. 대개 조직 손상을 막기 위하여 희석시켜서 사용한다.

1) 멸균

멸균이란 모든 형태의 미생물을 완전히 파괴하거나 제거하는 것으로 세균성 미생물, 바이러스, 진균은 물론 아포까지도 파괴하는 것을 뜻한다. 무균 상태를 유지하기 위한 가장 완벽한 방법은 멸균이다.

(1) 고압증기멸균법(steam under pressure, autoclaving)

침투력이 높고 미생물에 대한 멸균 효과가 크며, 관리 방법 또한 편하고 심지어 경제적이라 수술에 사용하는 기구 및 물품의 멸균에 널리 이용하는 방법이다.

15파운드의 압력 아래 100℃의 증기를 사용하여 온도를 121℃, 132℃까지 상승시켜 멸균한다. 121℃에서는 30분간 고온증기 노출, 또는 132℃에서는 15~25분 동안 고온증기에 노출하여야 한다. 건조 시간은 15분~2시간이다.

【 autoclave 】

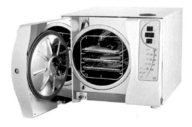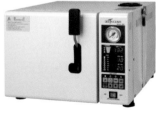

타투위생학

멸균기 내부에 멸균하고자 하는 물품을 넣고 문을 닫으면 고온증기가 멸균기 내부를 채우면서 공기를 외부로 배출되며, 그 후 멸균기 내부가 일정한 압력과 온도에 이르면 고온증기 유입은 중단되고, 압축된 공기를 배출시키면서 멸균기 내부의 고온으로 건조가 진행된다. 멸균에 소요되는 시간은 물품의 종류와 양에 따라 다르다.

고온증기 멸균의 장점은 가장 안전하고 실질적이라는 점이며, 습·열이 함께 존재하므로 가장 효과적인 멸균 방법으로 알려져 있다. 빠르게 가열되어 멸균 대상물에 신속하게 침투, 짧은 시간의 노출로 저항이 강한 박테리아의 아포까지 멸균하고 여러 종류를 손쉽게 멸균할 수 있으며 멸균 과정에서 잔여 독성물질이 발생하지 않을 뿐 아니라 멸균 방법 중 가장 경제적이다.

고압증기멸균기 내부에 소독 물품을 넣을 때에는 밀도 높게 쌓지 않아야 하고, 소독 물품 다발은 여유 있게 포장하며 물품이 들어 있는 용기들은 뚜껑을 열어 두어 증기의 통과를 용이하게 해야 한다.

멸균 여부를 확인하기 위해 멸균포와 멸균봉투를 사용하여 멸균물품을 포장해야 하는데, 멸균물품의 멸균 과정이 확실하게 진행되었는지를 확인하기 위한 표식자로 인디케이터(indicator)[8]를 사용한다.

8　멸균물품의 멸균 유무, 멸균기가 적절하게 동작하고 있는지를 표식테이프 또는 컬러코드로 확인할 수 있는 표식.

【 멸균포, 멸균봉투 】

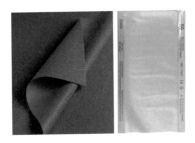

【 autoclave tape, chemical indicator 】

용도	멸균 전	멸균 후
Internal Indicator		
External Indicator		

indicator는 ① 밀봉된 포장의 겉면에 부착하는 indicator와, ② 물품
과 함께 멸균 포장 안에 넣는 indicator로 두 종류의 indicator를 모두
사용해야 한다. 그리고 멸균포는 위생적으로 꼼꼼하게 싸고 멸균봉
투는 밀봉한 뒤, 물품의 멸균 여부와 사용 기간 체크를 위해 indicator

타투위생학

에 멸균기 가동 날짜를 기입하여 포장의 겉면에 부착한다.

멸균물품의 사용 전, 멸균물품의 포장 내부에 함께 포장한 indicator를 체크하여 멸균 포장 내부까지 확실히 멸균되었는가를 확인한 뒤 사용하여야 한다. 그리고 멸균기 작동 종료 후 멸균품을 완전히 건조시켜야 하며, 완전 건조된 멸균물품(포장포나 봉투가 젖어 있지 않은, 그리고 바닥이 뚫려 통풍이 잘되는 상태)은 보관장 또는 자외선 소독기 안에 보관하여야 한다.

멸균물품의 사용 기한은 고압증기 멸균기로의 멸균 시 멸균 포장 외부 indicator에 기입한 멸균 날짜 기준으로 2주이다. 2주간 사용하지 않았을 때는 멸균 포장을 열어 포장 내부와 외부의 indicator를 새로 교체하여 새로 멸균기를 가동하는 날짜를 기입한 후 다시 멸균 과정을 거쳐야 한다.

고압증기멸균법은 고온과 습기에 약한 머신과 서플라이, 풋스위치와 클립코드, RCA 등의 제품에는 적용이 어렵다. 과거에는 바늘, 팁(tip) 그리고 그립(grip)의 멸균을 위해 작업장에서 사용되었으나 현재에는 멸균 처리된 일회용 제품의 사용으로 필요성이 크게 줄었다.

⑵ E.O가스 멸균법

E.O(Ethylene Oxide: 산화에틸렌)가스 멸균법은 미생물에 E.O가스가 침투하여 단백생균에 있는 수소이온과 결합해 세포대사나 DNA

복제를 방해함으로써 균의 아포까지 완전히 사멸시키는 멸균법이다. 450~750mgl의 가스 농도, 37 or 55℃, 상대 습도 40~60%로 멸균 시간 4~6시간에 걸쳐 멸균 시스템이 진행되어 화학적 멸균 및 저온 멸균이라고도 한다.

E.O가스는 멸균봉투와 멸균캡슐을 통과하며 모든 종류의 미생물은 물론 아포까지 완전히 사멸시킨다. 고온·고습·고압을 필요로 하지 않으므로 물품에 손상을 주지 않아 예리한 수술 기구, 현미경, 미세 기구, 주사기, 플라스틱 및 고무 제품, 내시경 등 열과 습기에 취약한 기구들의 멸균이 가능하다.

유해가스인 E.O가스는 누출 사고 발생 시 적절히 처리할 수 있는 시설이 갖춰진 기관에서만 설치 및 사용이 가능하여 일반적인 타투 작업장에는 구비 및 사용이 어렵다.

하지만 타투 작업에 필요한 바늘, 팁(tip) 등의 일회용 제품들은 제조사에서 생산되어 E.O가스 멸균 과정을 거쳐 판매되고 있어 편리하게 멸균제품을 사용할 수 있다.

물품 구매 시 생산일과 사용 기간, 멸균 상태 및 indicator를 확인하여 사용 기간이 짧은 물품부터 사용할 수 있도록 분류하여 보관하면 관리에 더욱 용이하다. 따라서 주기적으로 지정된 일정에 보유하고 있는 제품들의 유효 기간 및 상태를 확인하고 관리하여야 한다. 그리고 멸균물품을 개별로 사용하기 전 제품 유효 기간과 멸균 상태를

【 E.O가스 멸균기 】

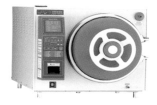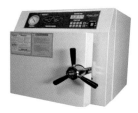

반드시 확인하여야 한다.

유효 기간 경과, 멸균 밀봉된 부분의 찢김이나 구멍 등의 손상, 멸균캡슐 밀봉된 종이 외부의 물 또는 잉크, 바셀린 등의 흡수 가능한 액체류로 인해 오염된 경우에도 멸균캡슐 안은 육안으로는 확인할 수 없으나, '오염(contamination)되었다' 판단하여 사용치 말고 바로 폐기하여야 한다.

멸균물품 보관장은 특히 외부인의 접촉이 없어야 하며 반드시 타투전문가들만 다룰 수 있도록 제한해야 한다. 또한 환기가 잘되고, 청소가 용이하여야 하며 온도와 습도가 적절하게 유지 가능하여야 한다. 그리고 창문, 통풍구와 하수 등으로부터 떨어진 곳에 위치하여야 한다.

【 EO indicator 】

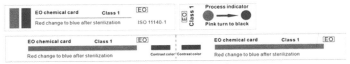

└─ 붉은색이 멸균시스템을 거친 후 파랑으로 바뀌는 E.O indicator

【 타투 바늘 멸균 시 사용되는 indicator 】

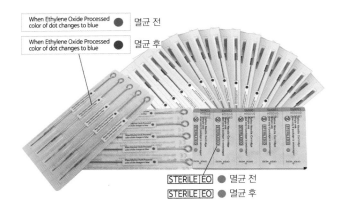

(3) 저온 플라즈마 멸균법 (plasma sterilization)

저온플라즈마 멸균법은 멸균제로 과산화수소를 사용하는 멸균법
이다. 무독성이지만 강한 산성을 가진 특징으로 광범위한 병원균의

멸균이 가능하며 열과 습도에 민감한 기기들의 멸균에 사용된다.

60~55℃ 이하의 저온에서 챔버 내부를 진공상태화시킨 후 증기화 된 과산화수소수가 챔버 내부로 유입된다. 과산화수소에서 생성된 강력한 침투력을 가진 플라즈마가 멸균이 필요한 기기가 포장된 파우치 속으로 유입되어 물품에 존재하는 미생물들에 산화 반응을 일으키게 되며, 이러한 반응에 의해 미생물들이 멸균된다. 섬세한 기기의 멸균에도 사용이 용이하다.

비교적 인체에 해가 없으며 공정 완료 후에도 플라즈마를 이용하여 물과 산소로 분해되어 배출되기 때문에 환경문제가 없다는 점이 특장점이다. E.O가스 멸균법에 비해 멸균 과정의 시간의 짧으며 고온·고압에 약한 플라스틱 재질의 기구나 고가의 기기를 변형 없이 멸균 가능하다.

타투 작업장 내에서는 이미 멸균되어 생산되는 바늘과 팁을 제외한 머신, 클립코드, RCA코드, 풋스위치, 그립, 서플라이, 전원 어댑터 잉크컵의 멸균에 사용이 가능하다.

과산화수소를 사용하기 때문에 습기를 흡수할 수 있는 거즈나 방포, 나무 제품에는 사용할 수 없다. 과산화수소는 습기 및 유기물에 민감하므로 멸균 처리하기 전에 기구에 붙어 있는 이물질을 세척하고 완전히 건조한 후 멸균하여야 한다.

플라즈마멸균 전용 파우치에 세척 후 완전히 건조한 기기와 멸균 후에 멸균 여부를 확인하기 위한 플라즈마 indicator를 함께 넣고 밀봉한 후 밀봉된 파우치 겉면에 멸균일을 기입한 플라즈마 indicator를 부착한 후 멸균 시스템을 적용한다.

【 저온 플라즈마 멸균기 】

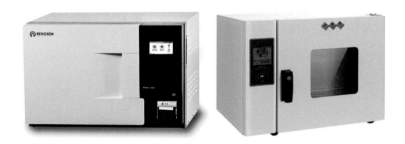

【 플라즈마 멸균 시 사용되는 indicator 】

용도	멸균 전	멸균 후
Internal Indicator		
External Indicator		

　　　　타투위생학

⑷ 멸균기 관리

　모든 종류의 멸균기는 연 1회 정기 점검을 실시한다. 건조한 멸균 용품을 사용하기에 안전한 멸균 상태를 위해 멸균기의 관리는 필수적이다. ① 기계·물리적 모니터링으로 진공, 압력, 시간, 온도를 측정하여 멸균기의 성능을 확인하여 멸균이 끝난 후 기기에서 발행되는 차트나 출력물을 점검한다. ② 모든 멸균물품들의 포장 안에 넣고, 겉면에 부착하는 indicator는 시간, 온도, 습도, 멸균제의 농도 등에 반응하는 민감한 화학제로 구성된 화학적 표시자(chemical indicator, CI)라고 한다. 매일 첫 사이클에서는 이 indicator를 사용하여 멸균기가 비워진 상태에서 화학적 모니터링을 위해 내부에 두고 멸균 시스템을 적용하여 결과를 확인한다. ③ 생물학적 모니터링은 멸균기의 형태에 따라 규정된 아포(biological indicator, BI)를 사용하고 멸균 시스템 적용 후 배양하여 멸균 여부를 확인한다.

　멸균 모니터링의 주기는 기계·물리적 모니터링과 화학적 모니터링(indicator 확인)은 매회 시행하며 생물학적 모니터링(BI)은 각 멸균 방법에 따른 주기에 따라 시행한다. ① 고압증기멸균기는 매일 1회 첫 사이클에서 BI와 Bowie dick test를 시행하고 ② E.O가스멸균기와 저온플라즈마멸균기는 매일 1회 BI를 시행한다. BI 양성 발생 시 원인을 정확히 파악하여 조치한 후 멸균기의 성능이 확인되고 BI검사 결과가 음성으로 확인될 때까지 사용하지 않는다.

(5) 멸균기 내부의 물품 적재

멸균기 내부에 물품을 적재할 시에는 멸균을 방해하지 않도록 물품을 적재하여야 한다. ① 고압증기멸균기에서는 스팀이 통과할 때 저항이 적도록 멸균물품을 적재할 때 세워서 적재하고 배열해야 하며, 직물과 기구를 동시에 멸균할 때는 직물은 상단에, 머신 및 용품은 하단에 적재한다. ② 모든 멸균기에서 파우치에 멸균물품을 포장한 경우에는 세워서 적재하여야 하며, 비닐-종이-비닐-종이의 순으로 배열하여 비닐과 비닐 면이 접촉되어 멸균을 방해하지 않도록 하여야 한다. ③ 멸균 시스템이 여유롭게 순환할 수 있도록 물품의 적재는 충분한 여유를 두고 쌓아야 한다.

(6) 멸균된 기구의 보관

멸균된 기구와 물품은 오염과 손상의 방지를 위해 멸균품 보관 장소에 보관한다. 유효 기간이 지나지 않도록 선입·선출 관리를 하며 유효 기간이 지난 기구 및 물품을 다시 수거하여 폐기하거나 재멸균한다. 포장된 멸균기구 및 물품은 파우치가 손상되지 않도록 주의한다. indicator가 떨어져 멸균날짜를 확인할 수 없는 물품과 습기가 차 있거나 파우치가 뜯어진 기구 및 물품은 사용하지 않는다. 멸균물품

타투위생학

이동 및 운반 시 운반카트 또는 손, 의복이 젖어서 오염되지 않도록
해야 한다.

[멸균 시스템 비교]

	고압증기멸균	E.O가스멸균	저온플라즈마멸균
역사	1850년~	1950년~	1990년~
멸균 방식	스팀증기	에틸렌옥사이드 가스	플라즈마
처리 시간	멸균 1시간 30분	멸균 2~6시간 환기 8~12시간	멸균 30~50분
멸균제	스팀증기	에틸렌옥사이드 가스	과산화수소
안전성	무독성 화상주의	무색, 휘발, 폭발성 유해가스 환경문제 유발	무독성 환경 친화성
설치	스팀 & 수도 시설	스팀 공급 시설 가스 배기 설비 유출 사고 대비 안전 설비	설비 없음 전원플러그 연결
멸균 온도/ 압력 or 습도	121~135℃ 고압	50~60℃ 습도 40~80%	40~60℃ 건조 상태
장점	저렴한 비용 섬유질 멸균 가능	강한 침투력	열 · 습도에 민감한 기기 멸균 가능

5 다투 작업장 감염 관리와 감염증

【 고압증기멸균/E.O가스멸균 파우치(좌), 저온플라즈마멸균 파우치(우) 】

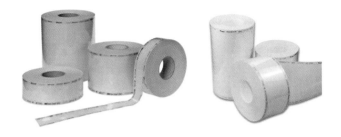

【 고압증기 멸균테이프(좌), 저온플라즈마 멸균테이프(우) 】

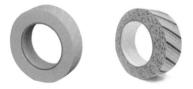

2) 소독

물체 표면에 존재하는 세균의 아포를 제외한 미생물들을 사멸시키는 방법이다. 타투 작업장에서는 주로 UV소독기(자외선소독기), UV램프(자외선램프)와 알코올 및 메디록스 등의 살균 소독제를 사용하여 소독 작업을 진행한다.

자외선 살균은 200~280㎚의 자외선 영역인 UV-C에서 작용한다. 박테리아나 바이러스 등과 같은 각종 세균들의 세포막을 투과하여, 더 이상 세포 번식이 이루어지지 않도록 DNA를 파괴하거나 손상시킨다. 자외선램프의 253.7㎚ 방출 파장은 가장 높은 살균 효과가 가능하다.

(1) UV 소독

UV소독기기의 사용은 간편하며 적은 비용으로 고효율의 살균 효과를 볼 수 있다. 게다가 소독물품에 손상을 주지 않아 다양한 기구와 물품, 비품에 유용하게 사용되고 있다.

UV조사기기 사용 시에는 자외선 노출로 인한 피부(홍반 또는 피부암 등)와 눈(결막염, 백내장, 광각막염 등)의 손상 위험이 있으므로 UV소독기 문은 자외선 외부 노출을 차단하는 제품을 사용해야 한다. 비품 및 필드(field) 소독을 위해 UV광원이 외부로 노출되는 램프형 제품을 사용할 경우, 타이머 및 리모컨 작동이 가능한 제품을 사용하며 장갑 및 보안경을 착용 후 사용해야 한다.

① 물품 소독

머신, 파워서플라이 등의 타투 용품과 잉크컵, 잉크거치대 등의 소모품 등 사용 물품들은 반드시 소독하여야 한다. 사용 전후로 살균제를 사용해 물품을 소독한 뒤, 유분기와 물기가 없는 상태로 UV소독기를 통해 소독한다.

UV소독기로 소독 시에는 고르게 광원의 조사가 가능하도록 물품을 쌓거나 빽빽하게 채우지 않아야 하며, 15분 이상 조사한 후 손 소독을 실시하고 물품을 꺼내 래핑 또는 커버를 씌워 사용한다.

② 필드(field) 소독

물품뿐 아니라 작업하는 공간도 반드시 소독하여야 한다.

작업 전후로 작업대, 베드, 스탠드, 쿠션, 담요 등 타투전문가와 피작업자를 접촉하는 모든 공간 및 비품들은 살균제를 사용하여 소독한 뒤 물기와 유분기가 없는 상태에서 UV램프를 사용하여 15분 이상 조사하여 소독한다.

【 UV소독기/ UV핸드램프/ 설치형 UV램프/ 이동형 UV램프 】

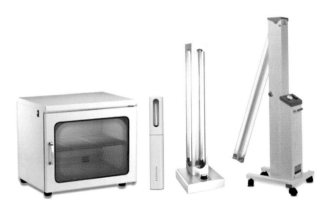

타투위생학

UV램프를 사용하여 소독 시에는 타이머 설정 또는 리모컨의 사용이 가능한 제품으로 준비하여 UV소독기기 사용자가 광원에 노출되지 않도록 주의하여야 하며, 핸드형 제품을 사용할 경우에는 장갑과 보안경 착용 후 소독을 진행하여야 한다.

(2) 살균제

① 알코올

알코올은 단백질을 응고시키며 소독 및 살균 작용이 있다. 작업 전후로 머신 및 서플라이 용품과 비품의 소독에 사용되며, 분무 방식으로 사용할 경우에는 흡입하지 않도록 마스크를 착용 후 사용하여야 한다.

【 살균제 】

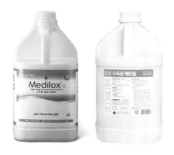

소독용으로 사용하는 알코올은 일반적으로 70%의 제품으로 생산된다. 70%의 알코올은 삼투력으로 미생물의 표면단백질을 파괴한 뒤 침투하여 미생물의 단백질을 응고시켜 살균한다.

90% 알코올은 단백질을 빠르게 응고시켜 미생물의 표면단백질을 파괴하지 않고 신속하게 응고시켜 버린다. 미생물의 표면을 파괴하기 전에 단단한 막을 만들어 버리기 때문에 에탄올이 세균 내부의 단백질까지 침투하지 못한다. 반면 70%의 알코올은 미생물의 세포벽 내로 빠르게 침투하여 살균이 가능하다.

② 메디록스

메디록스의 성분은 차아염소산[9]을 기반한다. 차아염소산은 무독성으로 인체에 해가 없으며, 공기와 접촉 후 시간이 지나면 물로 환원된다. 인체에는 무해하지만 MRSA, 황색포도알균, 바이러스(Inf, HSV)와 일반 세균 등 병원성 세균과 시겔라, 칸디다 같은 진균 또한 30초 이내에 100% 살균 가능한 제3세대 고수준 살균소독제로 모든 물품에 손상 없이 사용 가능하여 작업실 소독에 사용된다.

---

9   염소를 물에 녹여 가수분해로 얻어지며, 건조한 상태의 염소보다 산화력이 강함.

2. 작업장 위생

1) 필드(field)의 위생

환경적인 요인으로 타투 작업을 병원 수술실의 무균 상태(aseptic)와 동일하게 작업을 진행할 수는 없다. 하지만 앞서 언급했듯 타투는 위생과 밀접한 관련이 있는 만큼 작업장 내에서 할 수 있는 최대한의 위생 기준을 적용하여 세민하게 관리해야 한다.

작업 필드(침대, 작업대, 스탠드, 쿠션 등)와 관련된 모든 곳을 살균제로 소독을 거쳐서 매 작업마다 새로이 커버링(covering) 또는 래핑(lapping)하는 것은 물론, 사용하는 바늘과 팁(tip)은 반드시 멸균된 일회용(disposable) 제품을 사용하여야 한다.

이와 동시에 타투전문가와 피작업자에게 접촉할 모든 용품 비품은 살균 소독 과정을 거쳐야 한다. 특히 밀접한 접촉을 야기하는 머신은 살균제로 1차 세척한 후 소독기에서 2차 소독을 거쳐 머신커버(machine cover)와 클립코드슬리브(clip cord sleeve)를 사용하여 클린(clean)/오염되지 않은(noncontaminated) 상태로 작업에 임해야 하며, 일회용 마스크와 일회용 장갑 그리고 일회용 앞치마를 착용하면 보다 위생적인 타투 작업의 진행이 가능하다.

(1) 위생적인 작업 준비

최소의 동선이 최대의 위생이라는 말이 있다. 위생을 지켜야 하는 곳에서의 청소와 장소 소독은 위에서 아래로 진행하고, 타투 작업 시에는 작업 순서를 고려하여 불필요한 움직임을 최소화해 효율적인 동선으로 오염(contamination)이 발생하지 않도록 노력해야 한다.

가장 우선적으로 해야 할 일은 무엇인지, 작업장 공간에서 비교적 어디가 가장 위생적이며 그렇지는 않은 곳은 어디인지를 생각하며 순차적으로 움직이며 수시로 손 소독을 진행하여야 한다.

작업을 위한 작업장 입장 시에는 마스크를 착용하고, 바로 손을 깨끗이 씻은 후 작업을 위한 준비를 시작해야 한다.

그 후 사용할 머신과 그립, 서플라이, 풋스위치, 어댑터를 알코올로 닦아 소독한 뒤, UV소독기를 사용하여 15분 이상 소독한다. 사용할 쿠션과 작업 침대, 작업대, 스탠드 등 피작업자와 작업자가 접촉할 가능성이 있는 모든 부분들을 먼저 알코올로 닦아 내거나 UV램프 조사를 통해 소독한 후 다시 손을 씻고 손 소독을 한 후 작업 침대를 준비한다.

(2) 침대 준비

타투 작업을 위해 피작업자와 타투전문가가 밀착하는 작업 침대는 매 작업마다 새로 준비해야 하며, 스트래치 보호필름, 커버링테이

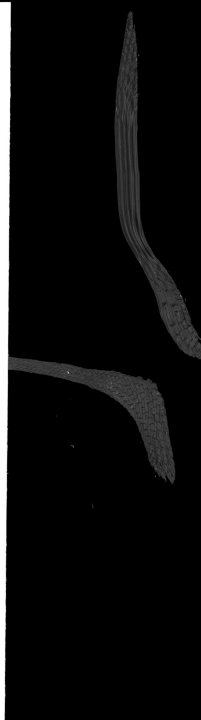

【 스트래치 보호필름 / 커버링테이프 / 일회용 베드커버 】

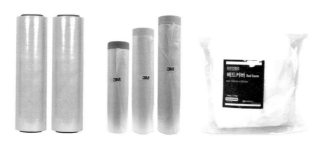

프, 일회용 베드커버 등을 사용하여 커버링(covering)한다.

우선 살균제를 사용하여 피작업자와 타투전문가가 접촉하는 모든 부분을 소독한다. 다시 손을 씻고 손 소독을 한 후 일회용 커버(cover) 제품을 사용하여 침대를 감싸 준 뒤 일회용 타올에 살균제를 적신 후 표면을 닦아 소독한다.

이때 작업 도중에 피작업자가 움직여도 벗겨지지 않도록 침대의 옆면까지 신경 써서 준비해 주는 것이 좋다.

상단 사진의 세 가지 종류 모두 침대의 모든 부분의 커버링이 가능하며 작업 후의 처리도 간편하다. 타투 작업이 끝난 후 작업 필드로 사용된 면은 오염되었음을 인지하고, 사용된 면이 안쪽을 향하도록 감아서 폐기하여야 한다.

(3) 작업대 준비

【 위생패드 / 랩 / 스트래치 보호필름 】

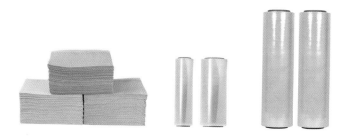

 작업대의 준비 역시 매 작업마다 새로이 준비하며 위생패드, 랩, 스트래치 보호필름 등을 주로 사용한다. 작업대를 위생적으로 사용하기 위한 준비로 살균제를 이용해 작업 중 접촉할 수 있는 작업대의 모든 부분을 소독한 후 상판에 위생패드를 커버링하여 마스킹테이프로 고정하거나 랩 또는 스트래치 보호필름으로 커버링하는 방법이 있다.

 상단 사진의 세 가지 종류 모두 작업대의 모든 부분의 커버링이 가능하며 작업 후의 처리도 간편하다.

(4) 스탠드 준비

 스탠드의 준비 또한 매 작업마다 새로이 준비해야 한다. 램프 상단 및 타투 작업 중에 손이 닿는, 움직일 수 있는 모든 부분에 래핑을 해야 한다.

【 베리어필름 / 랩 】

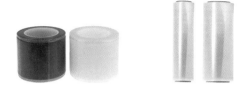

(5) 사용 물품의 래핑(lapping) 및 커버링(covering)

타투 작업 중에 사용하는 거품기와 분무기는 살균제로 모든 부분을 소독해야 하며, 용기의 분출구를 제외하고 드러나는 곳이 없도록 모두 래핑하여 사용하여야 한다.

한 작업필드에서 한 피작업자에게 사용된 모든 기기와 집기는 래핑과 커버링 제거 후 살균제로 소독해야 하며, 사용한 바늘은 손상성 폐기물 박스에 폐기하고 한 작업필드에서 폐기한 모든 물품은 한 봉투에 담아 밀봉하여 뚜껑이 있는 폐기물통에 폐기하여 재사용하지 않는 것을 원칙으로 한다.

【 거품기 / 분무기 】

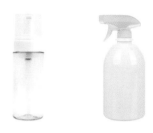

3. 타투전문가의 위생

타투전문가의 위생은 개인위생이라고 생각하면 접근이 쉽다. 손
씻기와 구강위생을 챙기는 일, 머리를 감고 몸을 깨끗하게 하며 손발
톱을 위생적으로 관리하는 것과 생활 주변을 정리하고 세탁한 의복
을 착용하는 것으로 기본적인 보건 증진을 도모하고 질병의 예방에
힘쓰는 일을 말한다.

작업자는 피작업자를 대할 때 손을 씻고 마스크와 장갑을 착용하
여 작업자와 피작업자 서로를 보호하여야 한다.

작업을 시작할 때에는 일회용 앞치마를 착용하여야 하며 반지와
시계, 팔찌 등의 장신구를 착용하지 않아야 한다.

【 마스크 / 앞치마 】

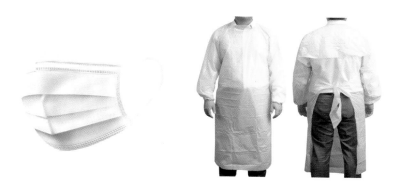

작업 중 도안 체크를 위해 필드에서 휴대폰이나 패드 등의 휴대기기를 만져야 하는 경우에는 기기 또한 알코올로 소독한 뒤 래핑하여야 한다.

모든 과정에서 장갑을 착용하기 전후 또한 손 씻기를 실시하고 손소독을 하여야 하며, 휴식 시간을 가질 경우에는 일회용 앞치마와 장갑은 필드에 벗어 두고 이동하여야 한다. 또한, 타투전문가는 매년 건강검진을 하는 것이 좋다.

1) 손 씻기(hand washing)

손 씻기는 손과 팔의 피부에 있는 일과성 미생물[10]을 없애기 위해 물과 세정제, 비누 또는 항균제를 포함한 제품으로 15초 이상 손을 씻는 것이다. 타투전문가는 피작업자와의 접촉 전후, 즉 전사 작업 전후, 타투 작업 전후에 반드시 손을 씻어야 한다.

항균성 소독약제 또는 비누와 물을 사용하여 15초가량 손을 닦으면 손의 피부에 있던 일과성 미생물을 어느 정도 감소시킬 수 있으며, 손을 씻은 후에는 일회용 타월을 사용하여 물기를 닦고 폐기한다.

손 씻기를 적용해야 하는 상황은 ① 피작업자의 피부를 만져야 하는 모든 상황의 전과 후, ② 작업을 위한 용품 및 기기를 소독하기 전과 후, ③ 작업 필드를 준비하기 전과 후, ④ 작업이 끝난 필드를 정리한 후, ⑤ 오염된 물건을 만진 후, ⑥ 착용하던 장갑을 벗은 후이다.

4. 피작업자의 위생

---

10 사람의 피부에 24시간 이내로 생존하는 미생물로 보통의 손 씻기로 쉽게 제거할 수 있으나, 상주성 미생물은 피부의 표면 및 피부의 균열 면에서 서식하고 증식하며 외과적 손 씻기에 의해서도 쉽게 제거되지 않는다. 손 씻기 후 라텍스 장갑을 착용하고 있는 상태에서의 손의 피부에서도 미생물이 계속적으로 증식하므로 작업이 끝난 후에도 손 씻기를 해야 한다.

피작업자는 개인위생을 지킬 뿐 아니라 타투 작업 전 충분한 식사, 휴식 등으로 컨디션 조절을 해 주는 것이 좋다.

피작업자의 위생은 작업일 전에 컨디션 조절을 권장하는 것과 작업장 입장 시 손 씻기와 손 소독, 마스크 착용을 돕는 것 외에는 타투전문가가 직접적으로 개입할 수 있는 부분이 적다. 따라서 피작업자와 작업장의 위생과 안전을 위해 타투전문가가 개인위생과 작업장, 작업 필드의 위생을 철저히 챙겨야 한다.

【 보건복지부 권장 내과적 손 씻기 순서 】

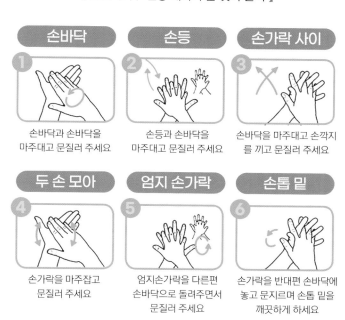

손바닥	손등	손가락 사이
①	②	③
손바닥과 손바닥을 마주대고 문질러 주세요	손등과 손바닥을 마주대고 문질러 주세요	손바닥을 마주대고 손깍지를 끼고 문질러 주세요

두 손 모아	엄지 손가락	손톱 밑
④	⑤	⑥
손가락을 마주잡고 문질러 주세요	엄지손가락을 다른편 손바닥으로 돌려주면서 문질러 주세요	손가락을 반대편 손바닥에 놓고 문지르며 손톱 밑을 깨끗하게 하세요

5. 작업장과 작업 필드의 위생

타투전문가의 위생 개념이 확고하고, 원칙대로 위생 관리를 실천한다면 작업장과 작업 필드의 위생은 자연스럽게 지켜진다. 기기와 용품, 가구와 집기가 오염되지 않도록 작업장을 깨끗하게 청소하고 작업 필드와 타투 용품을 주기적으로 소독하며 비품의 사용 기한을 체크하고, 사용한 용품의 적절한 폐기를 실천하어야 한다.

작업장 및 작업대의 동선을 효율적으로 최소화할 수 있도록 세팅하고, 모든 물품을 소독한 뒤 래핑 또는 일회용 커버를 씌우는 것과 일회용 멸균물품의 적절한 사용에 대한 학습이 필요하다. 이는 Chapter 03 관리학에서 보다 자세히 다루고 있다.

6. 타투전문가의 감염 관리

타투전문가는 작업 도중에 사용 중이던 바늘에 찔리는 사고 발생시 감염병의 위험에 노출될 수 있다. 타투 작업 중의 바늘에 찔려 전파 위험이 높은 감염 질환은 B형간염과 C형간염, HIV, 매독이 있다.

타투전문가는 매년 건강검진과 함께 혈행감염병 검사 또한 실시하는 것이 좋다.

B형간염 혈액에 노출되었을 경우 면역력이 없는 경우 6~30% 정도로 감염되며, 노출 후의 잠복기는 4~26주로 다양한 양상을 보인다.

C형간염 혈액에 노출되었을 경우의 감염 위험은 3~10% 정도이다. 성인의 30% 정도는 감염이 되더라도 무증상으로 지나갈 수 있으므로 타인에게 재전파의 위험이 있다. 잠복기는 통상 6~7주가량이다.

HIV혈액에 노출되었을 경우는 노출 후 6~12주의 추적 기간 동안 고열, 발진, 임파선 비대의 증상이 있는지 확인해야 한다.

매독은 1, 2기인 경우 감염 전파의 위험이 있으나 매독 3기는 감염 전파 가능성이 거의 없다.

【 에이즈(좌), 매독(우) 】

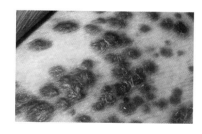 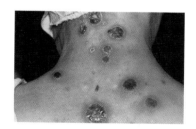

【 B형간염과 C형간염의 간암 진행 과정 】

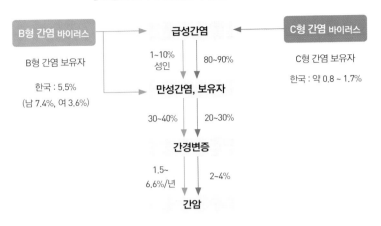

타투전문가는 안전 관리를 위해 피작업자의 건강 상태에 대한 파악이 필요하며, 현재의 타투 작업장 환경에서는 문진 외에 파악 가능한 방법이 없고, 사고 발생 시 빠르게 의학적인 조치를 취하기 어려운 환경이므로 바늘 찔림 사고가 발생하지 않도록 주의하여야 한다.

바늘에 찔리는 사고의 원인에는 ① 머신 구동 상태에서 텐션 조정을 하거나 피작업자가 작업 중 움직이는 경우, ② 바늘을 교체하는 도중, ③ 작업이 끝난 후 바늘을 분리하는 과정에서 발생 가능하며, 타투전문가가 바늘에 찔리는 사고를 예방하기 위해 ① 손상성 폐기물 박스에 사용한 바늘을 폐기하고, ② 바늘을 분리하는 과정에서 바

타투위생학

늘바를 구부리지 않아야 하며, ③ 텐션 및 작업 자세를 고칠 경우 머신 구동을 멈추고, ④ 피작업자가 움직이고 싶거나 자세가 불편할 경우 타투전문가에게 요청할 수 있도록 안내해 주어야 한다.

타투 작업 중에 사용 중인 바늘에 찔렸을 경우, 사용하던 장갑은 폐기하고 바늘에 찔린 곳을 물과 비누로 씻어 낸 뒤 사고 난 바늘은 바로 폐기하고 새 바늘을 꺼내 마무리하여야 한다.

7. 피작업자의 감염 관리

피작업자가 타투 작업을 통해 감염이 발생했을 경우, 그 사유가 위생적이지 못한 작업 환경에서 오는 감염이라면 이것은 타투전문가의 중대한 과실이라고 볼 수 있다.

피작업자가 작업실에 머무르는 시간은 비교적 짧으나 타투 작업으로 인해 피부의 방어기전이 무너져, 감염에 대한 저항력이 떨어진 상태이므로 작업 부위를 통해 미생물이 침입할 가능성을 배제할 수 없다. 그렇기 때문에 반드시 위생 가이드라인을 지켜야 하며, 작은 부주의로도 감염을 초래할 수 있음을 항상 인지하여야 한다.

작업 과정에서 감염을 얻게 된 피작업자는 회복 기간이 지연되어 정신적·신체적 고통을 받고, 결과물에 따라 레이저나 커버업의 경제적 부담을 받게 되며 타투전문가의 신뢰 또한 떨어질 수 있다. 그러므로 타투전문가는 작업 부위 감염을 예방하기 위해 감염 예방에 대한 폭넓은 지식을 갖고 있음은 물론 감염 관리를 수행할 수 있는 능력을 갖추어야 한다.

1) 작업 부위 감염 위험 요인 평가

작업 부위 감염에 대한 피작업자의 내적 위험 요인에는 ① 노령, ② 영양 불량, ③ 음주, ④ 흡연, ⑤ 당뇨, ⑥ 면역 기능 저하, ⑦ 스테로이드나 면역억제제 장기 복용 등이 있다. 따라서 이러한 작업 부위 감염에 대한 위험 요인을 타투전문가는 피작업자와 미리 상담을 통해 인지해야 하며 충분한 안내와 주의를 주어야 한다.

위험 요인 유무와 관계없이 타투전문가는 손 씻기, 피작업자의 피부 소독과 작업 기구 및 위생적인 세팅 및 물품 사용 시의 위생을 철저히 지키며 작업 부위 감염증 예방에 최선을 다해야 한다.

【 작업 부위 감염 사례 】

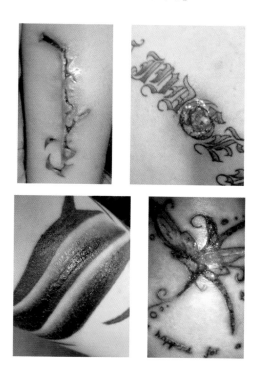

8. 타투작업장에서의 감염 관리

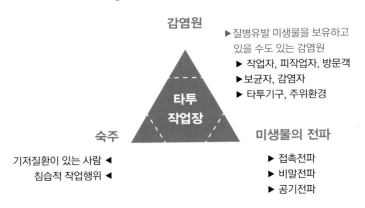

【 타투 작업장 감염발생기전 】

감염원

▶ 질병유발 미생물을 보유하고 있을 수도 있는 감염원
▶ 작업자, 피작업자, 방문객
▶ 보균자, 감염자
▶ 타투기구, 주위환경

타투 작업장

숙주

기저질환이 있는 사람 ◀
침습적 작업행위 ◀

미생물의 전파

▶ 접촉전파
▶ 비말전파
▶ 공기전파

　타투 작업장에서의 감염은 감염원과 숙주, 미생물 전파의 상호작용으로 발생한다. 질병을 유발할 수 있는 미생물을 보유하고 있을 수도 있는 감염원인 타투 전문가와 피 작업자, 방문객, 보균자, 감염자, 타투 기구 및 주위환경을 감염원으로 들 수 있다. 숙주로는 기저질환을 앓고 있는 사람과 침습적인 작업 행위를 들 수 있으며 미생물의 전파는 직접적이거나 간접적인 접촉으로 인해 발생하는 접촉전파와 비말 전파, 그리고 공기 전파를 통해 이루어진다. 따라서 타투 작업장에 입장하는 타투 전문가를 포함한 모든 사람과 사용되는 기구들과 공기까지 고려한 환경 모두를 관리해야 감염 예방을 할 수 있다.

　이를 위해서는 철저한 환경 관리 체계가 필요하다.

우선 환경 관리 정책과 지침을 만들고 감시체계를 구축한 뒤, 교육 프로그램을 개발하여 타투 전문가들에게 교육하는 환경관리 프로그램을 구축한다. 이후 교육을 받은 타투 전문가 중 감염 관리 담당자와 실무수행 인력을 나누고 이를 위한 타투 작업장의 시설과 설비를 정비하는 인력과 자원을 두고, 정책을 적용하여 지침을 엄격하게 수행하면서 감시와 피드백을 주는 과정을 체계적으로 진행해야 한다.

【 타투 작업장 환경 관리 체계 】

환경관리프로그램

| 정책 및 지침 | 감시체계 | 교육프로그램 |

▼

인력과 자원

| 감염관리담당 | 실무수행인력(시설, 미화 등) | 시설 및 설비 |

▼

적용 및 수행

| 정책의 적용 | 지침의 엄격한 수행 | 감시와 피드백 |

1) 타투 작업장 청소 및 소독

타투 작업장 안에서 가장 중요하면서도 쉬운 감염 관리는 청결한 작업장 환경조성이다. 미생물에 오염된 용품과 집기 표면은 감염의 잠재적인 원인으로 피 작업자의 혈액과 체액 등에 오염된 환경에서 타투 전문가의 손을 통하여 다른 피 작업자에게 감염을 전파할 수 있으므로 이에 대한 관리가 필요하다.

타투 작업장 환경의 바닥과 작업대, 작업 침대 위와 같은 표면은 작업 전후로 소독해야 한다. 이때 사용하는 소독제의 희석사용 여부와 물질 상호작용, 보관방법과 반감기, 안전한 사용방법 및 폐기에 관한 것은 소독제가 제조사마다 다르므로 제조사의 지침을 따르는 것이 좋다.

혈액이나 감염물질이 묻은 곳을 처리할 때에는 반드시 장갑을 착용하고 결핵 사멸 제로 등록된 제품 또는 HIV/HBV를 사멸시킬 수 있는 소독제 또는 염소계 소독액을 사용하여 소독해야 한다.

타투전문가는 피작업자의 안전과 작업 결과물에 일차적 책임을 가지고 있다. 타투전문가는 작업장 내 표준 관리 지침 및 절차를 철저히 지킴으로써 본인은 물론 피작업자에게 발생할 수 있는 각종 위험 요인으로부터 보호함과 동시에 혹시 모를 사고를 미리 예방할 수 있다.

Chapter 03 관리학 에서는 작업장 내에서 발생 가능한 감염·화재·전기 관련 사고의 위험이 없는 안전한 환경을 조성하고, 작업 환경에서 사용되는 모든 물품들을 위생적으로 관리하는 방법들에 대해 학습하고자 한다.

CHAPTER

03 관리학

1 타투 작업 실무

1. 작업장의 안전 관리

1) 물리적 환경 및 돌발 상황 관리

(1) 물리적 환경

작업장이 협소할 경우 장비의 이동 및 관리 뿐만 아니라 위생 영역을 지키는 데에 어려움이 있을 수 있다. 이는 타투전문가 본인은 물론 피작업자의 안전을 위협한다. 작업장은 기본적으로 환기가 잘되어야 하며 청소가 용이하고 미끄럼을 방지하여 낙상을 예방할 수 있어야 한다. 또한 미생물이 성장하거나 서식할 수 있는 틈새가 없어야 한다.

(2) 재해, 전기 및 화재 사고

돌발 상황이 발생하거나 재해가 발생했을 때 누가, 무엇을 어떻게 해야 하는가를 분명히 제시해야 하며, 책임 소재가 분명한 시스템을 구축하여야 한다. 타투 작업장에서 발생할 수 있는 전기 및 화재 사고를 방지하기 위한 예방 지침은 다음과 같다.

- 작업장 내에서는 절대 금연한다.
- 장비를 사용하기 전 세팅 과정에서 구동 테스트는 미리 해 두어 제품의 이상 유무를 미리 확인해야 한다.
- 작업대 세팅 시 서플라이의 플러그 부분에 랩 및 이물이 끼어 있을 경우 스파크로 인해 화재가 발생할 수 있으므로 각별히 주의해야 한다.
- 작업대 세팅 시 작업 중에 작업대 이동 중 물건이 떨어지지 않도록 전기선과 어댑터의 위치를 정해 정리해 둔다.
- 전기코드는 세팅 과정 중에 꼬임 없이 준비하여야 한다.
- 전기코드를 콘센트에 탈착 시 전기코드가 아닌 플러그를 이용한다.
- 작업 침대 또는 작업대를 이동할 경우 전기 코드선을 뽑아 통행이나 이동을 방해하지 않는다.

(3) 휘발성 액체

알코올과 같은 가연성 액체는 안전하게 보관하여야 하며, 피부소독제는 화학적 화상을 입히거나 정전기 등의 스파크가 점화 요인이 되어 화재가 발생할 수 있으므로 사용에 주의를 기울여야 한다.

2) 타투전문가의 안전 관리

타투전문가는 타투 작업 중 불안정한 작업 자세로 오는 허리 긴장이나 어깨 긴장, 피작업자에게 감염성 질환 감염, 장비 접촉에 의한 찰과상, 부주의로 인한 화재, 가위나 칼에 의한 자상, 타투전문가가 작업 도중 바늘에 찔리는 사고를 예방하기 위해 안전 교육을 받고 숙지하여야 한다.

2. 타투전문가의 업무

타투전문가는 문의 및 상담을 통하여 고객 니즈에 맞는 도안을 제작하는 것은 물론, 작업장과 작업 필드의 깨끗하고 위생적인 환경을 유지하여야 한다. 또한 여러 돌발 상황들을 미리 예측하여 전문가로서 안전하고 능숙하게 타투 작업을 진행함으로써 피작업자와 타투전문가 모두 만족스러운 결과물을 위해 노력해야 한다.

타투 작업이 끝난 후에는 타투가 탈각되고 회복하는 기간 동안 피작업자를 지지하고, 좋은 발색 결과물이 나올 수 있게끔 정보를 제공하며 도움을 주는 것이 타투전문가의 업무이다.

3. 타투 작업에서 필요한 용품의 사용 및 관리

1) 작업 침대와 의자

작업 침대는 흔들림이 없고, 피작업자가 타투 작업이 진행되는 동안 부동자세를 유지하기 편해야 한다.

작업 의자는 높이 조절이 가능하며, 바퀴가 달려 있어 타투 작업이 진행되는 동안 작업 포지션의 변경과 이동이 용이하여 작업에 불편이 없도록 한다.

작업 침대와 작업 의자의 관리는 매 타투 작업 전후로 알코올을 사용하여 소독을 실시하고, 주기적으로 UV등을 사용한 소독을 하여야 한다. 작업 시에 작업 침대는 일회용 베드마스킹 및 일회용 커버를 사용하여 피작업자가 닿는 부분을 비롯하여 닿을 수 있는 모든 부분을 커버링하여야 한다.

【 작업 침대 】

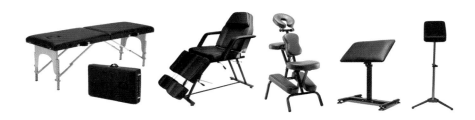

2) 작업대

【 작업대 】

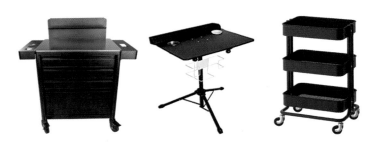

작업대는 용품의 수납 및 보관이 용이하여야 하며 타투 작업 중 포지션 변화로 인한 이동에 능동적이어야 한다. 작업대의 관리는 매 타투 작업 전후로 알코올을 사용하여 소독을 실시하고 주기적으로 UV등을 사용한 소독을 하여야 한다.

작업 중에는 일회용 패드나 랩 등으로 타투 작업 중에 만질 수 있는 모든 부분에 래핑을 실시하고 타투 작업 중에는 작업대의 최상단 부분에만 사용하며 작업대의 최상단에는 작업 용품 외의 다른 물건(음료수, 래핑하지 않은 휴대폰 등)을 올려 두어서는 안 된다.

3) 스탠드

스탠드는 제도형 스탠드 형태의 장스탠드로, 이동 및 소독과 정리가 용이하고 각도 조절이 다각도로 조절 가능한 것이어야 한다.

스탠드의 관리는 매 타투 작업 전후로 알코올을 사용하여 소독을 실시하고 주기적으로 UV등을 사용한 소독을 하여야 한다. 작업자는 작업 전 미리 스탠드 각도 조절에 대한 체크와 램프의 수명(밝기) 확인 및 컨디션을 유지해 주어야 한다. 작업 중에는 스탠드의 램프 부분과 타투 작업 중에 접촉할 수 있는 모든 부분에 래핑을 실시하고 타투 작업 중에 작업대와 의자의 이동에 방해가 되지 않도록 전선을 정리해야 한다.

작업 후에는 접히는 모든 부분을 가지런히 정리하고 과신전 또는 과굴곡으로 느슨해진 나사는 조여 줌으로써 다음 타투 작업에 지장이 없도록 스탠드 컨디션을 관리해 주어야 한다.

【 스탠드 】

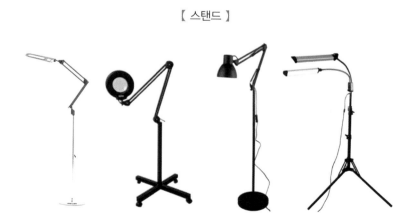

4) 타투 용품

타투 용품의 사용과 관리에 대해 학습하기 전에 타투머신과 파워서플라이, 클립코드/RCA, 풋스위치, 그립으로 구성되는 타투 용품의 종류에 대해 알아보고자 한다.

(1) 타투머신

미국의 발명가인 토마스 에디슨이 1876년에 발명한 '전기펜 (Electric pen)'이라는 발명품이 있다. 초당 50회로 움직이는 펜촉으로 상단에 있는 원본 문서를 두드리는 방식으로 문서를 복제하는 기계로, 복사 시장을 100년 이상 주도해 온 스텐실 기판 기술의 모태가 되었다.

에디슨의 전기펜은 복사 시장에도 영향을 주었지만, 미국의 타투 전문가인 새뮤얼 오라일리(Samuel O'Reilly)에게 아이디어를 주었다. 에디슨의 전기펜의 펜촉 부분을 바늘로 교체하여 1891년 최초의 전기를 사용한 타투머신을 탄생시켰으며, 이후 1978년 독일의 만프레드 코어(Manfred Kohrs)가 펜타입 머신의 기반이 된 로터리머신을 만들어 내었다.

이러한 타투머신의 발명은 수작업으로만 행해지던 문신 산업에 있어 혁명을 일으켰으며, 이후 타투머신은 기술의 발달과 타투전문가의 니즈에 맞춰 발전을 거듭하고 있다.

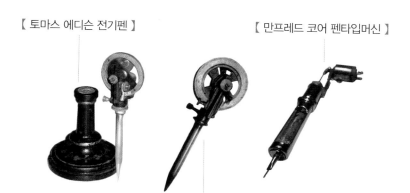

【 토마스 에디슨 전기펜 】

【 만프레드 코어 펜타입머신 】

【 새뮤얼 오라일리 타투머신 】

현재 많은 머신 제조사들이 생겨났으며 각 브랜드별로 추구하는 스타일과 강조하는 특성을 살려 머신들을 개발하고 있다. 머신 기술이 발달하며 각 타투머신들의 단점을 보완하고 장점을 더욱 강화한 타투머신들이 계속적으로 개발되고 있으며 꾸준히 발전해 나가고 있다. 따라서 브랜드·제품별 선호하는 독특한 특성 및 타투전문가의 기호에 따른 특징적인 머신을 선택하여 사용하는 것이 좋다.

① 코일머신

코일머신은 코일의 자기장을 이용한 직선 운동으로 바늘을 움직이며 강한 힘을 가지고 있는 것이 특장점이다. 코일머신의 심장인 코일의 와이어 층과 높이에 따라 강도가 달라진다. 내구성이 좋으며

【 코일머신 】

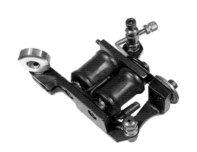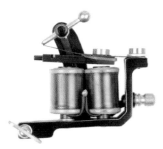

구동 원리가 단순하다.

　코일머신은 라인 작업 전용의 '라이너'와 명암 작업을 위한 '쉐이더'
의 두 가지 형태가 있는데, 프론트스프링의 길이와 스트로크의 세팅
으로 구분된다. 최근에도 많이 사용되는 코일머신은 프론트스프링
이 짧고 유격이 좁은 '라이너'이다. 힘이 강하고 다양한 세팅이 가능
하며 구조가 간단하고 부품 간의 호환이 좋아 유지비가 적게 들며 내
구성이 좋다는 장점을 가지고 있다.

　코일머신은 진동과 소음이 크며, 머신의 부품과 세팅에 대한 이해
가 필요하여 바늘 결합 과정이 복잡하다. 또한 진동이 강하기 때문
에 강한 진동을 견딜 수 있는 무게의 프레임으로 제작된다. 따라서
머신의 무게가 무거운 편으로 코일 머신을 사용할 때에는 무게중심

　타투위생학

의 이동과 강한 진동의 전달을 줄이기 위해 그립 또한 무게감 있는 그립을 사용하여야 한다.

구동 진동으로 인하여 부품을 연결하는 나사들이 풀어지거나 프론트스프링과 콘택트 스크류의 마찰로 인한 스크류의 마모로 유격이 벌어지는 등 구동 중 세팅 값에 변화가 있어 조절이 필요할 수 있다.

② 로터리머신

로터리머신은 코일이 아닌 모터를 사용한 회전 운동을 이용하여 바늘을 움직이며 작동 원리에 따라 슬라이드식과 회전식, 사이드와인더로 구분된다. 모터를 사용하기 때문에 안정적으로 일정한 세팅 값의 작업이 가능하며 비교적 무게가 가볍고 진동이 적다는 장점이 있다.

슬라이드 방식은 모터의 회전력을 그대로 사용하는 것이 아니라 슬라이드 바를 통하여 모터의 회전 운동을 직선 운동으로 바꾼다. 구동 시 슬라이드 바 아래의 스프링이 완충 역할을 해 주기 때문에 명암 표현이 용이하며 데미지가 비교적 적다.

회전식 로터리머신의 정식 명칭은 다이렉트 드라이브 로터리머신이다. 명칭 그대로 모터의 회전 운동을 그대로 사용하며 모터에 직접 바늘을 연결하여 슬라이드 방식보다 모터에서 바늘로 전달되는 힘이 강하다. 회전축에 있는 다이얼로 회전 반경을 조절할 수 있으며, 회전 반경의 차이를 이용하여 부드럽게 또는 강하게 조절하여 사용 가능하다.

사이드와인더 역시 이름 그대로 모터가 가로로 배치되어 있으며, 모터가 회전하면서 아마추어바와 연결된 핀을 가격함으로써 직선 운동을 한다. 머신들 중에 가장 강력한 힘을 자랑하며, 그 강한 힘을 사용하는 라인 작업에 특화되어 있어 매그넘 바늘의 활용에는 적합하지 못하다. 라이너의 강한 힘의 원리와 로터리머신의 일정한 세팅 값으로의 안정적인 구동과 가벼운 무게, 적은 진동 등 장점만 적용한 머신으로 믹스머신이라고도 불린다.

【 슬라이드식 】　　　　【 회전식 】　　　　【 사인드와인더 】

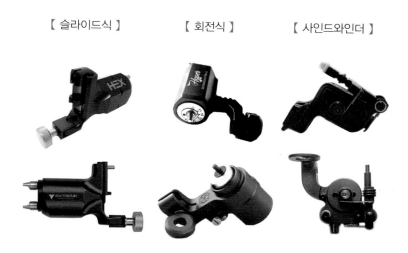

③ 펜타입머신

펜타입머신은 이름대로 머신으로 그립과 모터가 일자로 나열되어 있는 펜 형태의 머신이다. 로터리머신과 같이 모터의 힘으로 작동한다. 코일머신과 로터리머신처럼 그립, 바늘과 팁을 따로 세팅하는 것이 아닌, 팁과 바늘의 일체형인 카트리지(cartridge) 바늘을 사용한다.

무게가 가볍고, 바늘 세팅도 간편하다는 장점이 있으나 비교적 힘과 내구성이 약하다는 단점이 있다. 유지 및 관리가 수월하지만 고장이 발생하면 수리가 난해한 제품이므로 더욱 충격에 조심하고, 일체형인 만큼 특히 위생적으로 관리하여야 한다.

【 펜타입머신 】

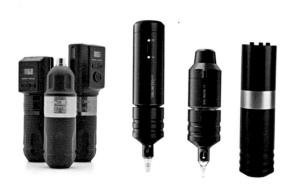

(2) GRIP

【 grip 】

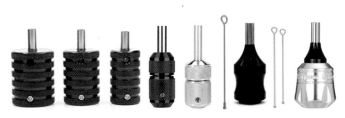

머신과 바늘·팁을 연결하여 주는 부분으로 grip과 grip-tube로 분리된다. 코일머신과 로터리머신을 사용할 때, 직접적으로 손에 쥐는 타투머신과는 별개의 결합 부품이다. 메탈, 알루미늄, 플라스틱 등 재질별로 무게가 다르며 머신의 종류와 작업 용도, 타투전문가의 취향에 맞춰 사용된다. 18㎜, 25㎜, 35㎜ 등 굵기도 다양하다.

펜타입머신이 아닌 타투머신에서도 카트리지바늘의 사용이 가능도록 제작된 needle bar와 세트로 구성된 cartridge grip도 있다. 멸균 처리된 일회용 grip, 일회용 cartridge grip, needle/tip/grip이 모두 결합되어 있는 제품도 있다. 따라서 타투전문가의 작업 방식과 기호에 따라 적절한 grip을 선택하여 사용하는 것이 좋다.

타투위생학

(3) 파워서플라이

【 파워서플라이 】　　　【 풋스위치/핸드스위치 】　　　【 클립코드/ RCA 】

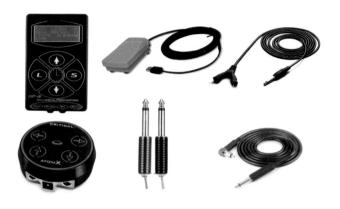

　파워서플라이는 타투머신에 전력을 공급해 주는 장치이다. 파워
서플라이는 콘센트에 직렬로 꽂아 사용하지 않고, 가정용 교류전압
인 AC220V를 직류전압인 DC19V로 낮춰 변환해 주는 AC-DC어댑
터를 사용하여 연결한다.

　타투머신에 맞춘 필요 전압에는 차이가 있지만 보통 4.5~9.0vol에
맞춰 사용하며, 파워서플라이와 타투머신을 연결해 주는 두 가닥의
클립으로 머신과 결착하는 방식의 클립코드 또는 한 가닥으로 연결
되는 RCA를 통해 설정된 전압을 스위치를 작동할 때마다 파워서플

라이를 거쳐 타투머신으로 일정하게 전류를 공급받는다. 파워서플라이가 타투머신에 안정적으로 전원을 공급하지 못할 경우, 머신의 작동이 불규칙해짐으로써 작업 진행이 원활하지 못할 수 있다.

타투용품의 관리는 매 타투 작업 전 알코올을 사용하여 머신과 파워서플라이, 어댑터와 전원코드, 클립코드/RCA, 그립, 풋스위치를 깨끗하게 닦아 주고 UV소독기를 사용한 소독을 하여 사용하여야 한다. 작업 중에는 머신커버와 클립코드 슬리브, 풋스위치 커버를 사용하여 모든 물품을 래핑 후 사용하며 그립은 그립테이프를 감아 준 뒤 사용한다. 머신커버와 클립코드 슬리브, 그립테이프는 UV소독기 안에 보관하는 것이 좋다.

작업이 종료되면 커버와 래핑, 그립테이프를 제거하고, 알코올로 머신, 파워서플라이, 어댑터와 전원코드, 클립코드/RCA, 풋스위치와 그립을 모두 닦아 준 뒤, UV소독기를 사용하여 소독한다.

어댑터와 전원코드, 클립코드/RCA, 풋스위치는 전선이 접혀 단선되거나 끊어지지 않도록 둥글게 말아서 보관하며, 서플라이와 머신의 보관은 외부 충격에서 머신을 보호할 수 있는 완충제가 들어 있는 머신박스에 넣어 보관한다.

【 머신커버 / 펜타입커버 / 클립코드슬리브 】

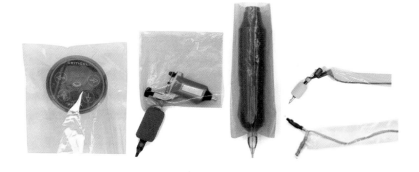

5) 소모품

(1) 바늘(needle)과 팁(tip)

바늘(needle)은 장바늘(Bar Needle)과 카트리지바늘(Cartridge needle) 두 종류로 구분된다. 장바늘은 주로 코일머신과 로터리머신에 사용되며 카트리지바늘은 펜타입머신과 로터리머신에 사용된다. 타투전문가의 성향에 따라 타투머신이 달라지며 타투머신에 따라 바늘의 종류도 달라진다.

장바늘을 사용하기 위해서는 필수적으로 grip, tip, nipple이 필요하다. 바늘은 1~49개의 바늘들이 모여 있다. 모여 있는 바늘의 개수와 바늘의 모양에 따라 바늘의 코드가 결정된다. 각 바늘의 코드에는 바늘의 정보가 표기되어 있다.

1207 RL

바늘 개당 직경	바늘의 개수	바늘의 모양
14 (0.40mm)	RL 1, 3, 5, 7, 9, 11, 13, 14, 15, 18	
12 (0.35mm)	RS 5, 7, 9, 11, 14 ,15 ,18	
10 (0.30mm)	M1/M2/RM 5, 7, 9, 11, 13, 15..49	
08 (0.25mm)	※카트리지바늘도 동일	

기본 정보는 위와 같이 바늘의 개당 직경과 바늘의 개수 바늘의 모양 순으로 표기되어 있으며, 기본 정보 외에 적혀 있는 알파벳은 테이퍼(Taper)[1] 또는 버그핀(Bug pin)[2] 등 부가적인 정보이다. 바늘의 모양은 RL/RS/M1/M2/RM(CM)/F(FS) 등의 종류가 있다. 각 바늘 모양의 특성과 용도는 아래와 같다.

---

1 : 바늘의 몸체와 끝점의 경사면의 길이.
　· S(Standard Taper) : 1.5mm 　· LT(Long Taper) : 2mm 　· DLT(Doub
　· ELT(Extra Long Taper) : 3.5mm 　· SLT(Super Long Taper) : 5.5mm
　· ESLT(Extra　Super　Long Taper) : 8mm

2 일반 바늘보다 더 얇은 바늘로 제작된 바늘을 의미. 표준바늘인 0.30-0.35mm와 비교해 보았을 때, 0.20~0.25mm의 더 얇은 바늘로 제작됨. 버그핀 사용 시에는 바늘의 직경이 작기 때문에 팁 사이즈를 바늘의 개수보다 작은 것으로 선택하는 것이 좋음.

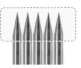

① RL(Round Liner)

라인 작업과 작은 디테일 표현.

② RS(Round Shaders)

좁은 면 작업 및 라인 작업.

③ M1(Weaved Magnums)

넓은 면 작업 및 채색과 명암.

④ M2(Stacked Magnums)

넓은 면 작업 및 채색과 명암. 스택매그넘은 웨이브매그넘보다 바늘의 간격이 좁다.

⑤ RM(Round Magnums)

넓은 면 작업 및 채색과 명암. 라운드매그넘은 보다 부드러운 면 작업에 사용된다. CM/M1C로도 표기한다.

바늘과 팁은 E.O가스멸균[3]이 적용된 일회용 제품을 사용한다. 그렇기에 타투전문가는 물품을 구매했을 시 멸균캡슐의 밀봉 상태와 사용 기간(Exp/ Exp. Date/Expire Date)의 날짜, 그리고 바늘의 멸균캡슐 내부 또는 캡슐의 뒷면에 있는 E.O 멸균제품 표시 또는 indicator 를 체크할 수 있어야 한다.

---

3 산화에틸렌 가스(Ethylene Oxide Gas)를 사용한 멸균법.
   Chapter 02 위생학–제5장 참고

멸균캡슐로 포장된 일회용 소모품의 보관은 ① 멸균물품 보관장은 타투전문가들만 다룰 수 있도록 제한하여야 하며 환기가 잘되고, 온도와 습도가 적절하게 유지 가능하여야 한다. ② 멸균물품의 보관장은 창문, 통풍구, 하수 등으로부터 떨어져 있는 곳에 위치하여야 하며, 환기가 잘되고 청소가 용이해야 한다. ③ 유효 기간과 제품명이 잘 보이도록 진열하며 선입선출(先入先出)함으로써 멸균 유효 기간이 지난 물품이 사용되지 않도록 관리하여야 한다.

사용 전에도 멸균캡슐의 상태를 확인하고 준비하는 것이 좋다. 캡슐 뒷면의 종이가 젖거나, 구멍이 나거나 트임, 찢김 등으로 손상되었다면 바늘 또는 팁의 멸균 상태는 깨진 것이므로 폐기하는 것이 원칙이다.

바늘 세팅은 꼭 장갑을 착용한 상태로 진행해야 하며, 사용 전이나 사용 중의 부주의로 타투전문가의 손을 찌른다면 새 바늘과 새 장갑으로 교체하여야 한다.

작업이 끝난 뒤 머신에서 분리한 바늘은 감염병 전파를 예방하기 위해 플라스틱 재질의 손상성 폐기물 박스에 폐기하여야 하며, 폐기물 박스는 밀봉하여 배출한다.

RL

Round Liner

RS

Round Shader

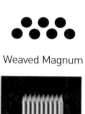

M1

Weaved Magnum

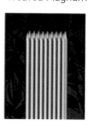

【 M2/RM/F바늘 】

M2

Stacked Magnum

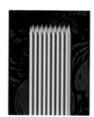

RM/CM

Round Magnum

Curved Magnum

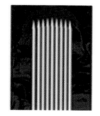

F/FS

Flat Shader

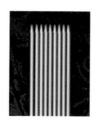

【 팁과 카트리지바늘, 장바늘 】

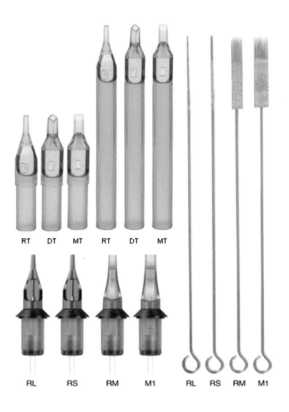

TIP(Shot/Long)	RT(Round Tip) / DT(Diamond Tip) /MT or FT(Magnum Tip or Flat Tip)
NEEDLE	RL(Round Line) / RS(Round Shader) / RM(Round Magnum)/M1(Magnum)

【 카트리지바늘의 멸균캡슐 뒷면 】

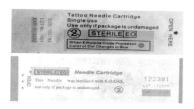

카트리지 제품은 제조사에 따라 멸균캡슐 뒷면에 indicator가 있는 제품과 E.O멸균시스템으로 멸균 과정을 거쳤다는 표식이 있는 제품이 있다. 뒷면의 EXP(Exp.Date/Expire Date: 사용 기한)를 확인 후 사용하여야 한다.

【 tip의 멸균캡슐 뒷면 】

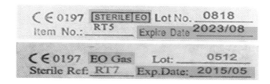

팁 제품은 대부분 따로 indicator가 있는 제품은 드물다. 사진에서처럼 EO멸균시스템으로 멸균 과정을 거쳤다는 표식과 캡슐 뒷면의 EXP(Exp.Date/Expire Date: 사용 기한)를 확인 후 사용하여야 한다.

【 장바늘의 멸균캡슐 뒷면 】

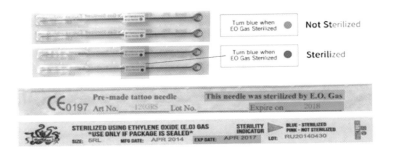

장바늘 제품 또한 제조사에 따라 indicator가 캡슐 안에 별도로 들어 있거나, 캡슐 뒷면에 화살표 형태로 있으며, EO멸균시스템으로 멸균 과정을 거쳤다는 표식만 있는 제품도 있다. 캡슐 뒷면의 EXP(Exp. Date/Expire Date: 사용 기한)를 확인 후 사용하여야 한다.

【 needle, tip, grip 일체형 제품 】　　【 손상성 폐기물 박스 】

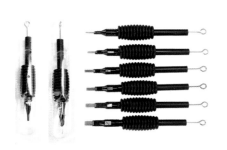 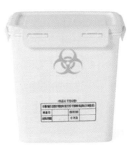

　　　　타투위생학

6) 잉크와 잉크컵

(1) 잉크

타투잉크는 액체에 수용성이 없는 안료의 현탁액[4]이다. 타투잉크의 액체는 바인더[5]와 용매[6]의 두 가지 구성 요소로 구성된다. 미세 분산된 안료혼합물은 첨가제에 의해 침전물 발생을 방지하고 각 잉크별로 점도를 안정화시킨다. 또한 미생물 및 부패를 방지하기 위해 방부제가 첨가되어 있다.

[타투잉크의 주요 성분 구성]

타투 잉크			
바인더	색소(안료)	용매	첨가제
폴리에테르스 폴리비닐피롤리돈 블록-코폴리머 셸락	무기색소 오가닉색소 카본블랙 황산바륨	물 알코올 폴리올	계면활성제 방부제 시커닝에이전트 (농축제)

---

4   액체 속에 미세한 입자가 분산되어 떠 있는 것.
5   안료 입자끼리 점착성을 부여하여 점도를 조절하는 물질.
6   물질을 녹이는 물질.

잉크는 안전한 작업을 위해 FDA승인을 받은 정품잉크만을 사용하여야 한다.

개봉하지 않은 잉크는 일반적으로 약 2~3년의 유통 기한을 가지고 있다. 이는 적절한 환경에서의 보관했을 상황에 해당하며, 생산일을 기준으로 한 잉크의 유통 기한은 잉크의 용기에 표시되어 있다.

개봉하지 않은 잉크와 개봉한 잉크 모두 직사광선이나 고온, 저온 환경을 피해 서늘하고 건조한 곳에 보관해야 한다. 권장 잉크의 보관 온도는 20~25℃다. 개봉한 잉크는 잉크용기에 표기된 유통 기한과는 별개로 잉크를 개봉한 시점부터 12개월이라는 잉크 사용 기간이 정해진다.

잉크를 개봉하는 순간부터 잉크 용기 내의 멸균 상태는 풀어지게 되고 공기 중의 미생물과의 접촉으로 사용 유효 기간이 짧아지게 된다. 따라서 잉크를 개봉하면 잉크 용기에 개봉 날짜와 12개월 뒤인 폐기해야 할 날짜를 기입하여 관리해 주어야 한다.

잉크 사용 시에는 잉크 뚜껑을 알코올로 닦아 낸 후, 깨끗한 타월로 덮어 충분히 흔들어 섞어 준 뒤, 타월을 덮은 채로 뚜껑을 열고 잉크컵에 닿지 않게 따른다. 이후 다시 깨끗한 타월로 덮어 뚜껑을 닫은 후 알코올로 바로 닦아야 한다. 이 과정에서 잉크 뚜껑이 오염되

타투위생학

지 않도록 주의를 기울여야 하며 잉크 뚜껑은 잉크용기 내의 오염을
최소화시키기 위해 반드시 닫아 주어야 한다.

【 블랙잉크 】

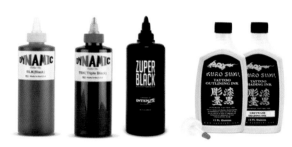

【 컬러잉크 】

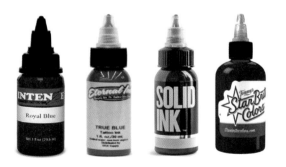

(2) 잉크컵

【 잉크컵 】

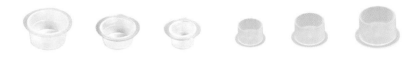

　잉크컵은 직접적으로 체내에 침습되는 잉크를 담는 용기이므로 각별히 관리에 주의해야 한다. 잉크컵은 사이즈별로 개별 포장되지 않은 대량 포장의 형태로 판매되고 있기 때문에, 소분하여 보관하며 타투 작업에서 사용 전 머신과 함께 작업 때마다 알코올로 소독 후 UV소독기를 사용하여 소독하거나, 알코올로 소독 후 UV소독기 안에 보관하여 사용하는 것이 좋다.

7)　전사지

　전사지는 열전사 프린트를 사용하는 열전사기용(Thermal) 전사지와 손으로 직접 드로잉하여 스텐실을 얻는 프리핸드(Freehand) 전사지로 나뉜다. 두 종류의 전사지의 구분 방법은 전사지 박스에 쓰여 있는 제품명과 전사지 낱장의 개수, 카본시트가 얹어진 시트지의 재질로 구분할 수 있다.

【 열전사기용 전사지(Thermal) / 프리핸드 전사지(Freehand) 】

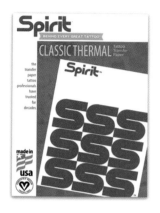 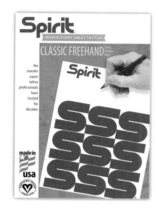

Thermal 전사지는 상단이 묶여 있는 얇은 흰색 마스터시트와 따로 제거가 쉬운 황색 중간보호지, 상단이 묶여 있는 얇은 투명비닐 필름 위에 얹어진 카본시트지, 상단이 묶여 있는 노란색 바닥보호지의 4 장으로 구성되어 있다.

Freehand 전사지는 상단이 묶여 있는 얇은 흰색 마스터시트와 따로 제거가 쉬운 황색 중간보호지, 상단이 묶여 있는 도톰한 종이 위에 얹어진 카본시트지의 3장으로 구성되어 있어 두 종류의 차이를 육안으로도 쉽게 확인할 수 있다.

⑴ Thermal 전사지

Thermal 전사지는 열전사기로의 투입과 열 압착 방식의 적용이 용이하게 얇은 투명 필름 위로 입자가 고운 카본시트가 얇게 얹어져 있다.

프린트에서의 사용뿐 아니라 Freehand 전사지처럼 손으로 드로잉하여 스텐실의 적용도 가능하다. 하지만 얇은 비닐 위에 있는 시트지가 말리거나 구겨지기 쉬운 단점이 있으며, 반면에 적은 압력으로도 수월하게 스텐실 작업이 가능하지만 필압을 조절한 세밀한 표현을 하기는 어렵다.

【 Thermal 전사지(좌)와 Freehand 전사지(우) 비교 】

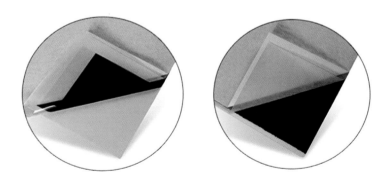

(2) Freehand 전사지

Freehand 전사지는 Thermal 전사지의 카본 입자보다 굵은 카본 입자가 도톰하고 밀도 높게 얹어져 있다.

카본시트지 위에 도안을 올려놓고 올려 둔 도안 위에 그대로 손으로 직접 드로잉 하면, 올려 둔 도안 뒷면에 카본 입자가 묻어나 스텐실을 얻어 낼 수 있다. 이는 카본시트지 위에 도안을 얹어 두고 손으로 드로잉함에 용이하도록 얇은 투명필름이 아닌 일반 종이 위에 카본 입자가 얹어져 있기 때문이다.

시트지의 재질과 카본 입자의 크기, 카본시트지 두께의 문제로 열전사기에서의 사용은 어렵다. 밀도가 높고 도톰하게 카본 입자가 얹어져 있어 필압을 조절한 선 또는 명암의 표현이 가능하여 세밀한 손 스텐실 작업에 유용하다.

(3) Green(Thermal, Freehand) 전사지

Classic 전사지는 피부에 찍어 냈을 때 일반적인 피부에서 가시성이 높은 진보라색, 또는 청보라색의 컬러이다. Green 전사지는 어두운 컬러의 피부에서의 가시성을 극대화시키기 위해 제작된 제품으로, 피부에 찍어 냈을 때 초록색 또는 청록색의 컬러로 전사가 찍혀 나온다.

【 Classic 전사지(좌)와 Green 전사지(우) 전사 결과물 비교 】

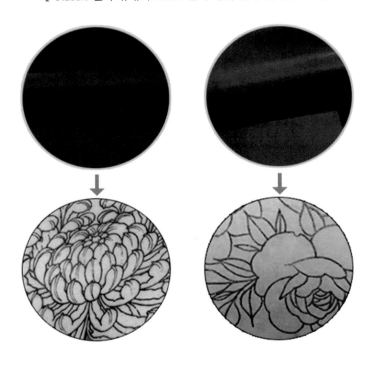

　전사지는 습기와 열에 약하므로 침수의 위험이 있는 장소를 피하고 고온과 물, 알코올 등으로부터의 전사지의 손상을 예방할 수 있도록 건조하고 통풍이 잘되는 장소에서 보관하여야 한다. 또한 카본시트지에 스크래치가 날 수 있는 환경을 멀리하고, 카본시트지 접힘 등의 전사지 손상이 발생하지 않는 상태로 관리해 주어야 한다.

타투위생학

8) 전사프린터

【 열전사프린터(좌)와 잉크젯프린터(우) 】

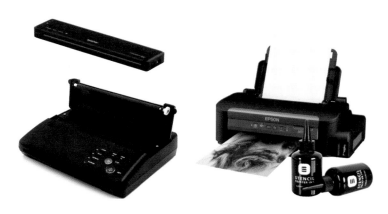

⑴ 열전사프린터

인쇄한 도안 혹은 직접 그린 도안을 전사지와 함께 열을 가해 찍어 내는 방식이다. 도안의 검정색 라인을 따라 롤러로 압착하여 도트 방식으로 찍어 내며 Thermal 전사지의 마스터시트에 스텐실을 옮겨 내는데, 컴퓨터와 연결 없이 사용 방식이 간편하고 스텐실 준비 시간을 많이 단축시킬 수 있어 많은 타투전문가들에 의해 사용되고 있다.

편리한 기기이지만 열로 인해 카본이 녹아 원래의 도안보다 라인의 두께가 두꺼워질 수 있으며 단순하고 단색의 외곽선을 만드는 과정만이 가능하여 얇은 라인과 세밀한 디테일, 그러데이션 표현은 열전사프린터로 찍어 내기 어렵다는 단점이 있다.

(2) 잉크젯프린터

잉크젯프린터의 잉크카트리지 네 칸 모두에 카본잉크만을 채워 넣고 컴퓨터에 직접 연결하여 작업 도안을 반전하여 스텐실을 프린트하는 방식의 기기이다. 사용이 간편하며 디테일한 명암의 표현까지 스텐실로 만들 수 있어 편리하다.

초반 세팅 비용이 열전사프린트보다 고가이며, 전용용지와 전용잉크를 사용해야 한다는 점과 전사고정력이 프리핸드 스텐실, 열전사프린트 사용 스텐실보다 떨어진다는 단점이 있다.

Q. 좋은 작업 결과물을 위한 손전사 작업을 하는 방법

A. 손전사 작업은 스텐실 준비 과정에서 타투 작업 계획을 세우고 돌발 상황에 대처가 가능하도록 작업 과정을 시뮬레이션해 볼 수 있다는 장점이 있다.

손전사 작업 시에는 스텐실이 찍힐 면에 고르게 전사가루를 묻히고 정확한 디테일을 따낼 수 있게끔 딱딱하고 평평한 바닥에서 진행하여야 한다.

전사 과정에서 사이즈가 커지고 굵어지는 것을 예방하기 위하여 인라인으로 작업하여야 하며, 선과 선이 만나는 구간인 교차 지점에서는 디테일과 엣지를 살리기 위해 교차전사를 해 주는 것이 좋다.

직선과 동그라미 등 도구를 사용할 수 있는 구간에서는 자 또는 컴퍼스를 사용하여 정확도 높은 스텐실 작업을 해 주어야 한다.

또한 누락 구간이 발생하지 않도록 전사용 도안은 불투명도를 낮춰 옅게 프린트하여 컬러볼펜 또는 뾰족하게 깎은 H계열의 연필을 사용하는 것이 좋다.

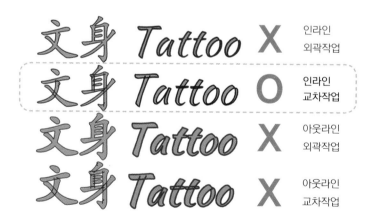

(+) 좋은 작업 결과물을 위해서는 5가지의 요건을 모두 고려한 신중한 전사 작업이 필수적이다.

A. 전사작업   B. 라인작업   C. 필링작업

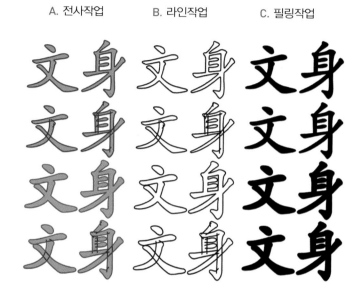

뾰족한 모서리의 표현과 선과 선이 교차하며 이어지는 구간, 전체적인 두께 등, 같은 도안으로도 전사 방식에 따라 다른 결과물이 나올 수 있다. 도안과 동일한 좋은 결과물의 작업을 위해서는 다음의 다섯 가지 요건을 충족시켜 주는 것이 좋다. ① 딱딱한 바닥, ② 인라인 작업, ③ 교차전사, ④ 도구의 사용, ⑤ 불투명도를 낮춘 도안 프린트물에 작업을 해야 함을 숙지하여야 한다.

9) 전사제품

전사제품은 스텐실을 피부에 옮기는 매개체로 타투전문가의 작업 스타일과 전사 고정력, 선호도에 맞춰 선택하여 사용할 수 있다. 전사제품의 종류는 고체형과 겔형, 액체형으로 나눌 수 있다.

⑴ 고체형

【 고체형 】

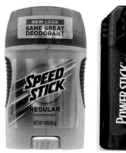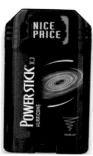

고체형 제품은 피부 열에 녹아들어 스텐실이 피부에 전사되는 방식이다. 고체형 제품은 작업 시 피부에 그대로 접촉하여 도포해서는 안 된다. 다회성 제품은 특히 세균의 번식에 문제가 될 수 있으므로 반드시 일회용 스패출러[7]로 덜어서 사용해야 한다. 덜어 사용할 때에도 제품 용기 내의 고체형 전사용액이 오염되지 않도록 주의하여 위생적으로 사용·관리해야 한다.

고체형 제품으로 전사 작업 시에는 일회용 스패출러를 이용해 위생적으로 덜어 낸 후 작업 부위에 뭉치지 않게 도포하여 전사 작업을 진행한다.

실 작업에서도 많이 쓰이는 제품이지만 특히 고무판 트레이닝을 할 경우 고무판에 반응하는 전사용액 중 고정력이 가장 우수하여 많은 타투전문가들이 최선·차선 전사용액 제품으로 사용하고 있다.

(2) 겔형

【 겔형 】

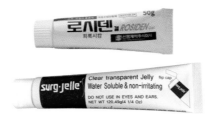

---

7 용기 안에 있는 용품을 위생적으로 덜어 사용하기 위한 도구. 일회용으로 사용되는 우드 스패출러와 재사용이 가능한 스패출러가 있음(재사용 스패출러 사용 시에는 사용 전후로 세척과 소독을 한 후 사용해야 함).

겔형 전사제품은 장갑을 착용한 오염되지 않은 손등 위에 덜어 사용한다. 튜브의 입구가 오염되지 않게 특히 주의하여 위생에 유의해야 한다. 겔형 제품으로 전사 작업 시에는 제품이 뭉치지 않도록 고르게 펴 발라 피부에 흡수되도록 도포한 후 전사 작업을 진행한다.

흘러내리지 않아 사용이 간편하며 겔형 제품 중 특히 로시덴은 피록시캄 성분이 포함되어 있으며 외용의약품으로 분류된 파스 제품으로 전사용액 중 전사 고정력이 매우 우수하다. 많은 타투전문가들이 사용하는 제품이지만 파스 알레르기를 가진 피작업자에게는 사용이 어렵다.

로시덴을 주 전사용액으로 사용하는 작업실에서는 이를 대비하여 차선으로 선택할 수 있는 다른 제품을 함께 비치한다. 써지컬젤은 수용성 젤로 자극이 없어서 민감한 피부의 피작업자에게 사용하기 좋다.

(3) 액체형

액제형 전사제품으로는 타투전사 전용제품과 데톨이 있다. 액체형 전사제품은 깨끗한 장갑 또는 소독한 분무기에 덜어 사용하므로 다회성 제품의 위생에 주의해야 한다.

전용제품의 경우는 입구의 오염을 주의해 위생적으로 덜어 내어 사용하고, 데톨은 멸균증류수 또는 정제수와 8:2(데톨)로 섞어(mix)

사용한다. 이때 분무기째로 분사 시 흡입 가능성이 있으므로 타월에 분사하여 적신 후 닦아 사용하는 것이 좋다.

모든 전사용액은 건조하고 먼지, 습기 등으로부터 안전한 장소에 보관하여야 하며 오염이 의심되면 즉시 폐기한다.

【 액체형 】

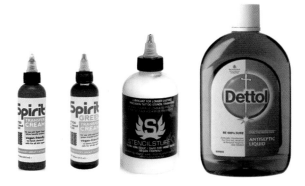

a. 멸균 일회용 스패출러   b. 일회용 스패출러   C. 재사용 스패출러

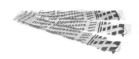
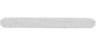
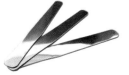

10) 블루솝

블루솝은 작업 중, 작업 후 타투 작업 부위를 깨끗하게 닦아 줄 때 사용한다. 타투 작업 부위의 발적과 부종을 완화하고 시원한 느낌과 진정 효과가 있다. 멸균증류수 또는 정제수와 9:1(블루솝) 비율로 섞어 사용한다.

블루솝 믹스(mix) 시 블루솝 제품 용기의 입구와 뚜껑이 오염되지 않도록 주의하며 소독한 거품기 또는 분무기에 덜어 내고, 작업 당일 하루 사용량만 섞어 사용한다. 그날 작업실 마감 시 남은 정제수와 믹스(mix)된 블루솝은 모두 폐기하여야 한다.

블루솝을 폐기한 뒤 거품기 또는 분무기는 세척하여 건조시키고, 익일 사용하기 전 UV소독기에 15분 이상 소독 후 사용한다.

【 블루솝과 멸균증류수/정제수 】

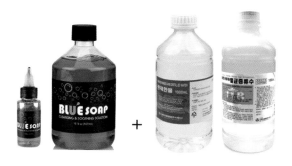

11) 장갑

타투 작업이 시작될 때 장갑을 착용 후 래핑해 둔 알코올로 장갑의 표면을 소독한 다음 작업을 시작하여야 한다. 이때 장갑은 세밀한 작업을 위해 손에 딱 맞는 크기로 착용하는 것이 좋다.

장갑을 착용할 때에는 손목 부분을 잡고 손가락 부분을 만지지 않도록 주의하여야 하며, 작업 중 바늘에 찔리거나 찢어질 경우에는 반드시 교체해 주어야 한다.

【 장갑 】

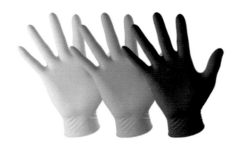

작업이 끝난 후에는 오염되어 있는 장갑의 표면이 두 쪽 모두 안으로 향하게 뒤집어 벗음으로써 장갑을 벗는 과정에서 손이 오염되지 않도록 주의하여야 한다.

양손 중 자주 사용하는 손으로 반대쪽의 장갑부터 벗기 시작한다. 장갑에는 피작업자의 혈액과 삼출물, 잉크 등이 상당량 흡착되어 오염되어 있는 상태이므로 주의한다. 장갑 소매 근처나 손바닥 부분을 반대쪽 손으로 잡아당기면서 오염된 장갑의 바깥쪽 면이 안쪽으로 향하도록 하여 벗는다.

잡아당긴 장갑을 잡아당겨 벗긴 뒤 펼쳐지지 않도록 말아 쥐고, 장갑을 벗은 손으로 자주 사용하는 손의 장갑과 손목 사이의 안쪽으로 손가락을 끼워 넣어 뒤집어 벗는다. 말아 쥔 오염된 장갑과 같이 밀어 장갑을 뒤집어 빼고 폐기한다.

【 사용한 장갑 안전하게 벗기 】

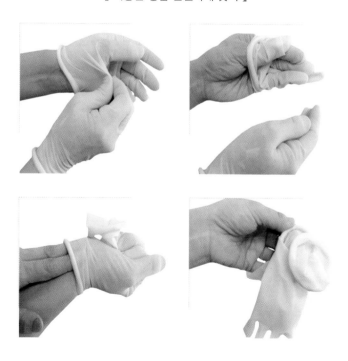

12) 바셀린

미네랄 오일과 왁스의 혼합물인 바셀린은 석유(petroleum: 페트놀리움)에서 여러 종류의 기름을 걸러 내고 남은 부산물을 고도로 정제한 백색 또는 연황색의 젤리 형태의 제품이다. 수분의 증발을 막는 보호막을 형성해 주는 작용으로 다양한 피부 케어 제품의 원료로 사용된다.

순수 바셀린의 성분은 100% 페트놀리움 젤리로 방습과 윤활 작용을 한다. 가벼운 상처나 건조한 피부, 윤활이 필요한 곳에 바르기도 하는 등 일상생활에서도 다양한 용도로 사용되며 가격이 저렴하고 구매가 쉽다.

【 바셀린 】

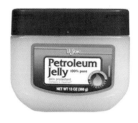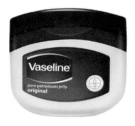

타투 작업 중에 작업 부위의 피부 수분 손실과 피부에 묻은 잉크를 닦아 낼 때의 타월과 피부의 마찰로 인한 자극을 줄여 주는 데 사용

하며, 작업 직후 상처 치유 단계 초기에 외부 유해 물질로부터의 보호와 보습을 위해 보호막의 기능을 기대하며 사용되고 있다.

바셀린 용기 내의 바셀린이 오염되지 않도록 용기에서 덜어 낼 경우 일회용 또는 세척 및 소독 관리가 가능한 스패출러를 사용하여야 하고 필히 뚜껑을 잘 닫아 주어야 한다. 작업 중에 바셀린을 보충해야 할 경우에는 장갑을 벗고 손 소독을 한 뒤 필드에 나와 있는 것이 아닌 새로운 스패출러를 개봉하여 용기에서 덜어 내야 한다.

13) 일회용 앞치마

【 일회용 앞치마 】

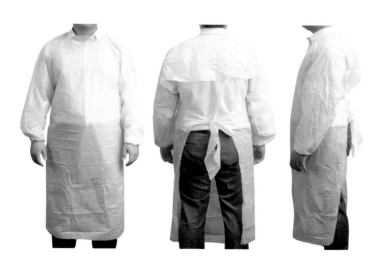

작업용 앞치마는 매 작업당 폐기가 가능한 일회용 앞치마의 사용을 권장한다.

타투 작업 중에 피작업자의 혈액과 삼출물, 잉크와 바셀린 등에 의해 오염되지 않도록 소매와 팔까지 보호가 가능한 소매가 긴 가운을 입고 소매 위로 장갑을 착용하여야 한다.

매 작업당 새로운 앞치마를 사용하여야 하며, 일회용 앞치마의 재사용으로 피작업자와 다른 피작업자 간의 교차 감염이 발생하지 않도록 작업이 끝나면 장갑을 벗기 전에 앞치마 먼저 벗어 바로 폐기한다.

【 일회용 앞치마 입는 방법 】

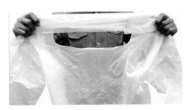

개방된 부분을 안쪽으로 하여
어깨 부분을 잡는다.

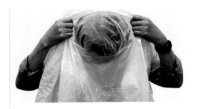

뚫려 있는 부분으로 머리부터 넣는다.

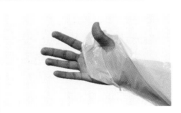

양쪽 팔을 차례대로 넣고
소매고리에 엄지를 끼운다.

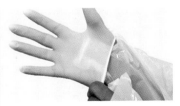

소매 고리에 엄지를 끼운 상태로
장갑을 착용한다.

타투위생학

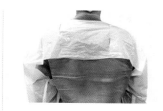
어깨 부분을 정돈한다.

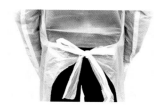
허리끈을 묶는다.

타투 작업 중에 휴식을 취할 때, 화장실 또는 수분 섭취, 용품의 보충 등의 이유로 작업 필드를 벗어나야 할 경우에는 작업자의 몸에 닿는 앞치마의 안쪽이 오염되지 않도록 주의하며 필드에 벗어 두고 움직여야 한다. 만약 타투 작업 도중에 사용 중인 앞치마를 착용한 상태로 필드를 벗어나게 될 경우, 작업장 내에 산발적인 오염이 발생할 위험이 있다.

【 일회용 앞치마 안전하게 벗는 방법 】

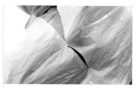
뒤쪽 어깨 부분에
절취선이 있다.

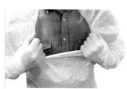
허리끈을 풀고
목 앞쪽을 잡고 당긴다.

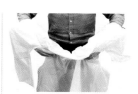
오염된 면이 안쪽으로
향하도록 말아서 폐기한다.

14) 쿠션

타투 작업 중에 피작업자의 자세(position)를 장시간 편안하도록 보조하기 위하여 사용되는 쿠션은 사용 전 알코올로 소독 후 래핑하여 사용하여야 한다. 작업이 끝난 뒤에는 래핑을 제거하고 알코올로 닦아 준 뒤 UV램프를 조사해 소독하여 보관장에 보관한다. 습기와 곰팡이 등에서 쿠션을 보호하기 위해 건조하고 통풍이 잘되는 보관장에서 보관 및 관리한다.

【 쿠션 】

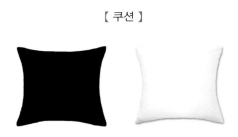

15) 담요

작업 중 피작업자의 체온 유지와 심리적인 안정 등 컨디션 조절을 위해 사용되는 담요는 혈액과 잉크, 바셀린 등에 오염되기 쉽다. 사용 후에는 바로 세탁하고 UV등으로 15분 이상 소독해 준 뒤 습기와 곰팡이 등에서 담요를 보호하기 위해 건조하고 통풍이 잘되는 보관장에서 보관 및 관리한다.

2 타투 작업 전 피작업자 관리

1. 현재 건강 상태 확인

타인인 피작업자가 작업장에 입장했을 때가 타투전문가와 피작업자의 첫 대면이다. 타투전문가 본인과 피작업자 그리고 다른 타투전문가와 그의 피작업자 등 같은 공간을 이용하는 모든 이들의 위생 상태 및 건강 상태의 안전을 위해 문진표를 작성하여 피작업자의 건강 상태 정보를 수집하여야 한다.

타투전문가는 상세한 문진표로 고객의 상태를 확인해야 하며, 고객은 이에 성실하고 솔직하게 협조해야 한다. 수집한 정보를 바탕으로 모두가 안전하고 위생적인 환경에서 작업할 수 있도록 해야 하며 수집한 건강 상태 정보와 개인 정보는 외부로 유출하지 않도록 개인 정보 관리에 만전을 기해야 하며 보관 기간은 6개월이다.

2. 동의서 작성

타투 작업에 들어가기 전, 피작업자가 성인임을 확인하고, 작업 과정에 대한 안내와 작업 후 관리에 대한 이해, 작업 부위 및 정확한 작업 크기에 대한 확정, 그리고 리터치에 관한 안내 등 피작업자와 충분한 상의가 오갔으며 충분한 정보 제공을 하였음을 기록으로 남겨 두어야 한다.

상담 과정에서 피작업자의 무리하거나 독특한 요구 또는 합의점이 찾아지지 않은 부분에 대해서는 동의서의 추가 사항으로 기록한 후 피작업자의 서명을 받아야 한다. 이는 피작업자와 타투전문가 두 사람 간의 분쟁 발생 시 해결하는 데에 상호 간 도움이 되기에 꼼꼼하게 허위없이 작성해야 한다.

작성된 동의서 또한 외부로의 유출에 주의하여 신경 써서 보관하여야 하며 보관 기간은 6개월이다.

【 작업동의서 】

작업과정 및 주의사항 안내문

"고객님께 더 좋은 작업을 해드리기 위해 항상 고민하고 노력합니다.
작업을 결정해 주신 고객님께 감사드리며 최선을 다해 작업을 진행할 것을 약속드립니다.'

- 고객님의 작업에 사용되는 니들은 안전검사를 통과 후 멸균처리된 일회용 니들만을 사용합니다.
- 고객님의 안전을 위해 멸균물품과 소독물품의 사용법과 작업필드의 위생적인 세팅절차를 숙지하고 철저하게 준수합니다.
- 작업이 종료되면 고객님께 사용한 용품과 세팅물품들을 즉시 폐기합니다.
- **보호자의 동의 또는 동석하에도 미성년자에게 작업을 하지 않습니다.**
- 해당 작업은 포트폴리오를 목적으로 사진촬영을 진행합니다. 이 사진은 제 소셜미디어 계정에 업로드 될 수 있습니다.
- 낮은 확률이지만 특정 잉크에 알러지를 가진 분들이 있습니다. 이는 작업 직후에도 알 수 없으며 회복중에 나타나는 반응입니
  다. 정도에 따라 소염제 또는 항생제 연고를 처방받아야 하며 정상적인 발색보다 연한 발색을 보일 수 있습니다.
  이는 리터치를 통해 보완이 가능합니다.
    - > 특정잉크에 대한 알러지반응을 경험하신 적이 있나요? □없다 □있다 (□빨강 □초록 □분홍 □노랑 □보라 □기타:)
- **고객님의 현재 건강상태는 통증, 회복, 발색 등 작업에 많은 영향을 끼칩니다. 상황에 따라작업이 불가할 수 있습니다.**
    - > 복용중인 약이 있나요? □없다 □있다 (□헤파린 와파린 등 혈액응고 억제제 □호르몬 치료제 □스테로이드 □기타 :   )
    - > 임신 또는 모유수유 중인가요? □그렇다 □아니다   > 현재 □숙취 □수면부족 □만성피로 □생리주기 □공복
    - > 당뇨, 고혈압 등의 만성질환을 가지고 계신가요? □그렇다(   ) □아니다
    - > 에이즈, B형간염, C형간염, 매독 등 혈액감염질환 또는 법정감염병 환자에 해당하시나요? □그렇다(   ) □아니다
    - > 기타 다른 질환이 있으신가요? □없다 □있다(아토피, 헤르페스, 금속알러지, 간질 등 기타 해당 질환명을 작성해주세요   )
- 리터치 작업은 필수가 아니지만, 필요한 경우 (   )회 □무료 □유료(   )로, 한달 반 이후 부터 가능합니다.
- 작업 후 변심 등 피작업자의 개인적인 사정으로 인한 환불이나 추가 배·보상은 하지 않습니다.
- 평면인 도안과 굴곡진 피부 위에서의 시각적인 차이와 사용 바늘의 굵기로 인한 표현의 한계 또는 화면과 프린트, 잉크컬러의
  시각적인 차이로 도안과 작업물이 100% 일치할 수 없으며, 본인의 피부색에 따라 발색에서도 차이가 발생할 수 있습니다.

디자인 출처

□ 창작디자인
- 100% 저의 창작디자인 입니다.

□ 사진디자인
- 섬세한 묘사가 필요한 장르는 사진을 바탕으로 도안을 구성합니
  다.
- 그림이나 일러스트 자료는 사용하지 않으며 고객님의 요청이 있
  을 경우 참고한 사진의 출처를 안내해드립니다.

□ 커스텀디자인
- 고객님과 상의하여 제작한 참고 레퍼런스가 있는 커스텀디자인으
  로 도용디자인이 아닙니다. 타작업자의 도안, 작업물 사진 일러
  스트를 그대로 사용하는 일은 하지 않습니다.

디자인 중복 사용 여부

□ 1인 1도안
- 같은 디자인을 중복 작업하지 않습니다.

□ 소재 재사용
- 사용된 소재 및 레퍼런스를 커스텀하여 재사용합니다.

□ 아이디어 재사용
- 사용된 디자인 아이디어를 재사용합니다.

□ 중복 작업이 가능한 디자인입니다.

[상기 주의사항 및 안내를 모두 경청하였으며, 내용을 충분히 이해하셨고 이에 동의하신다면 서명 부탁드립니다]
- □ 피작업자 _____ 는 법적 성인으로서 본인의 의사로 현 작업을 결정하였으며, 작업 후 발생하는 피부
  과적/정신과적 상황에 대해 본인이 책임을 감수할 것을 동의합니다.
- □ 피작업자 _____ 는 작업으로 인해 미래의 취업이나 사회생활에 영향이 있음을 잘 알고 있습니다.
- □ 피작업자 _____ 는 이번 작업이 영구적임을 알고 있으며 작업 종료 이후 디자인 변경 및 재구성이
  불가하다는 것을 인지하였고, 동의합니다.

            년   월   일   (서명) 생년월일 :

                    SNS :   연락처 :

3. 피부 준비 및 전사 작업

동의서 작성이 완료되면 본격적으로 작업에 들어간다. 타투 작업의 가장 첫 번째 단계로 전사 작업을 진행하게 되는데, 이때가 타투전문가가 처음으로 피작업자의 피부를 접촉하여 피부 상태를 확인 가능한 단계로, 필히 장갑을 착용한 상태로 피작업자를 대하여야 한다.

1) 피부 준비

(1) 피부 소독

장갑을 착용한 상태로 티슈에 알코올을 적셔 작업받을 위치에 작업 사이즈보다 넓게 여러 방향으로 소독한다.

(2) 쉐이빙(면도)

피부를 보호하기 위해 존재하는 털은 단백질로 구성되어 있어 먼지와 세균, 박테리아가 달라붙기 쉽고 한 방향으로 자라난 털과 피부 표면 사이는 세균과 박테리아가 성장하기 좋은 환경이다.

피부 소독만으로는 닦아 내기 어려운 세균과 박테리아들을 제거하려면 쉐이빙을 실시하여야 한다. 작업 부위의 위생을 위해 솜털을 포함하여 작업 부위에 자라난 털을 제거해 주어야 하는데, 쉐이빙은 작업 사이즈보다 넓게 실시하여야 한다.

① 일회용 면도기를 사용하여야 하며, ② 면도날이 시작하는 지점의 피부를 면도날이 지나가며 밀려 들어가지 않도록 텐션을 잡아 주고, ③ 털의 성장 방향의 반대 방향으로 면도날을 움직여 털을 제거한다.

이때 쉐이빙폼이나 면도날에 바셀린을 바르는 것으로 쉐이빙 중에 피부나 각질이 손상되지 않도록 주의를 기울여야 한다. 쉐이빙을 하면서 피부가 상하게 될 경우에는 타투 작업 진행에 지장이 생길 수 있으므로 피작업자가 집에서 쉐이빙을 하고 오지 않도록 미리 안내해 두어야 한다.

(3) 유분기 제거

쉐이빙이 끝난 피부 위에 전사를 찍기 전 유분기를 제거하기 위해 알코올에 적신 티슈로 다시 한 번 피부를 작업 부위보다 넓게 닦아 내어 준다.

2) 전사 작업

(1) 마킹

거울을 보고 전사를 찍어 낼 위치에 스텐실을 대어 피작업자와 확인하여 전사용액 도포 후 같은 위치에 찍어 낼 수 있도록 마킹을 한다.

(2) 전사

마킹을 한 위치보다 넓게, 전사용액을 뭉치지 않도록 한 방향으로 쓸어 고르게 도포한 후 마킹한 위치를 참고하여 전사를 찍어 낸 다음, 번짐을 방지하고 빠른 건조를 위해 깨끗한 타월로 눌러 잔여 전사용액을 덜어 준다. 이때 쓸어 닦거나 전사가루가 묻은 면을 사용하여 눌러 주지 않도록 주의하여야 한다.

(3) 건조

작업 사이즈에 따라 10분~20분 또는 30분~1시간 찍어 낸 전사를 피작업자의 의류나 자세 변경으로 번지지 않게 주의하며 건조한다.

3 작업대 준비와 작업 자세

1. 작업대 준비

작업을 받을 부위에 맞춰 타투전문가가 작업하기 편한 위치로 스탠드와 작업대의 위치, 풋스위치의 위치를 정하고 최소의 동선으로 파워서플라이 조작 및 머신의 구동, 잉크 조달을 할 수 있도록 파워서플라이와 잉크, 바셀린 등의 위치를 잡아 준비한다. 작업 중 의자를 이동하거나 작업대를 밀었을 경우 바퀴에 전선이 꼬이거나 걸리지 않도록 정리해 둔다.

2. 작업 자세의 결정 요소

작업받을 부위에 맞춰 관절의 움직임과 피부의 움직임을 이용해 자연적인 텐션을 활용하기 쉬운 자세가 작업 자세의 결정 요소이다. 피작업자가 오랜 시간 유지하기 쉬운 자세로 선택하는 것이 좋으며, 쿠션 또는 암레스트를 적극적으로 활용하여 장시간 동안 피작업자가 보다 편한 자세를 유지하는 데에 도움을 주어야 한다.

3. 작업 자세가 인체에 미치는 영향

1) 피작업자

타투 작업 중 적절한 작업 자세는 안전하고 성공적인 작업을 위해 필수적이다. 작업 자세는 작업 부위의 시야를 확보하고, 작업 부위의 접근이 용이하며 자연텐션과 인위텐션 모두 적용 가능한 조건을 만족시켜야 한다.

사람의 팔과 다리의 안정적인 자세는 관절이 완전히 펴진 상태가 아니라 조금씩 굽어진 형태이다. 관절 부위를 과하게 구부리고 있거나 과하게 펴고 있는 자세로 장시간 유지하게 될 경우에는 순환장애로 저림 현상이 발생하여 작업 중에 피작업자가 불편감을 느낄 수 있다. 이때 작업 중 휴식 시간을 통해 관절이 편한 상태를 만들어 주고, 스트레칭을 권하는 것이 좋다.

(1) 똑바로 눕는 자세

작업 침대에 등을 대고 편평하게 눕는 것으로 상박 앞면, 하박의 앞·뒤면, 복부와 허벅지의 앞면 등 누운 자세에서 드러나는 몸의 앞면에 타투 작업을 하게 될 경우에 눕는 자세를 하게 된다. 눕는 자세에서는 후두, 견갑골, 팔꿈치, 흉추, 꼬리뼈와 발뒤꿈치 주변 조직이 압박을 받을 수 있다.

머리와 목 아래에 작은 베개를 놓아주어 경추 정렬을 지지해 주고 후두의 압박을 최소화하며 목 주변 근육의 긴장을 줄여 주어야 피작업자의 불편감이 줄어든다.

① 다리를 움직이지 않아야 할 경우

무릎 아래에도 베개를 대어 주는 것이 좋다.

② 누운 자세에서 피작업자가 팔을 들어 올려야 할 경우

가능한 몸에서 90° 이상 들어 올리지 않도록 하는 것이 좋다. 90° 이상으로 팔을 외전시키면 상완신경총이 긴장과 압력을 받아 저림 또는 통증과 불편감을 느낄 수 있다.

③ 팔꿈치를 굴곡시킨 상태에서 전박을 몸체에 올려놓을 때

발꿈치 아래에 폭신한 베개를 대어 주면 팔꿈치 주변을 통과하는 척골신경이 압박받는 것을 예방할 수 있는데, 이때에는 손등이 상방을 향하는 상태로 손을 복부 위에 올려놓는다. 허벅지 안쪽, 종아리 안쪽 등 대퇴를 바깥으로 외회전시키고, 무릎을 굴곡시킨 채로 무릎

아래와 발목의 복사뼈 아래에 베개를 대어 압박을 덜어 주고 지지해 준다.

④ 허벅지 바깥쪽 작업을 위해 똑바로 누운 자세에서 골반을 틀어야 할 경우

침대에서 떨어지는 골반 아래에 쿠션을 대어 줌으로써 피작업자의 불편감을 완화시켜 줄 수 있다.

(2) 옆으로 누운 자세

옆으로 누운 자세로 작업을 해야 할 경우, 침대를 향한 어깨높이만큼 머리와 목 아래에 쿠션을 받쳐서 머리를 지지해 주어 어깨와 목의 불편감을 덜어 주고 무릎을 구부린 자세를 하도록 돕는다. 무릎과 무릎 사이에 쿠션을 대어 주어 골반 불균형에서 오는 골반 통증과 불편감 또한 미리 예방해 주는 것이 좋다.

① 옆으로 누운 자세에서 침대로 향하지 않은 쪽의 어깨를 몸의 앞쪽으로 기울여야 할 때

가슴 앞쪽으로 쿠션을 대 주어 피작업자가 쿠션을 안는 자세를 취할 수 있도록 돕는 것이 좋다.

② 옆으로 누운 자세에서 침대로 향하지 않은 쪽의 어깨를 몸의 바깥쪽으로 기울여야 할 때

등 뒤에 쿠션을 받쳐 주어 피작업자가 쿠션 위로 눕는 자세를 취할 수 있게 하는 것이 피작업자의 불편감을 줄여 줄 수 있다.

타투위생학

(3) 엎드린 자세

엎드린 자세로 작업을 해야 할 경우에는 피작업자의 얼굴을 한쪽으로 돌려주고 작업 부위에 따라 가슴 밑과 골반 아래, 발목 아래에 쿠션을 대어 주면 피작업자의 자세로 오는 불편감을 예방할 수 있다.

2) 타투전문가

타투전문가는 작업에만 집중하여 허리의 긴장감이나 목과 어깨의 긴장감을 간과하기 쉽다. 휴식을 취할 때 타투전문가도 충분히 스트레칭을 해야 하며, 서서 작업을 해야 할 경우에는 조금 더 잦은 스트레칭을 해 주어야 한다.

작업 전에 작업 자세를 미리 취하여 보고 불편한 경우 방향을 바꾸거나 의자 높이를 조절함으로써 작업 중 몸에 무리가 가지 않도록 하는 것이 좋다.

4 타투 작업 중 피작업자 관리

1. 스트레스 대처와 관리

스트레스는 인체 항상성의 불균형을 초래하여 몸의 이상 반응을 일으키고 심하면 질병을 유발하는 요인으로 널리 알려져 있다. 피작업자가 타투 작업을 받을 때 스트레스 반응으로 인해 뜻하지 않은 돌발 상황들이 발생할 수 있기에 타투전문가는 그 요인과 신체·행위적 반응을 미리 파악해 스트레스의 완화 방법에 대하여 인지하며 노력해야 한다.

1) 스트레스의 요인

스트레스의 요인의 특징은 다음과 같다.

(1) 개인차

스트레스 요인의 강도, 작용 기간, 그리고 그 분량에 따라 영향력이 다르기에 스트레스 반응에는 개인차가 있다. 일반적으로 강도는 높아도 지속 시간이 짧은 스트레스면, 강도는 낮으나 지속 시간이 긴 스트레스보다 더 잘 극복한다. 또 강도가 높은 단발성 요인에 잘 극복하는 사람도 강도가 낮은 지속적인 스트레스에 적응하지 못할 수도 있다.

스트레스 반응은 개개인의 스트레스 대처 능력에 따라 달라진다. 개인의 체격, 성격 정신적·신체적 건강 상태, 스트레스 상황에 따른 과거의 체험, 사회적 생활 여건, 지역사회나 가족의 협조 정도에 따라 달라진다.

즉, 스트레스에 대한 영향은 스트레스를 겪는 사람의 적응력에 따라 상대적이며 개인의 가치관이나 환경 상황에 따라 자신의 생애에서 느끼는 의미의 정도가 다르게 나타날 수도 있다.

(2) 심리적 요인

스트레스 요인의 종류로는 유전적 요인, 물리화학적 요인, 미생물과 기생충으로 인한 요인, 심리적인 요인, 문화적인 요인 등을 들 수 있는데, 타투전문가가 특히 집중해야 할 스트레스 요인으로는 심리적인 요인을 들 수 있다.

심리적인 스트레스 요인은 외부 환경, 내적 환경으로 인간에게 요구를 일으키게 하는 모든 과정을 총칭한다. ① 낯선 공간에서 장시간

부동자세를 유지하고 있는 것, ② 생소한 머신 소음 및 예상치 못한 상황으로 인한 불안감, ③ 공복, ④ 수면 부족, ⑤ 생리(여성), 불편함 등으로 인한 컨디션 저하, ⑥ 생리 현상 강제 조절로 인한 욕구 불만 및 욕구 좌절 등이 심리적인 스트레스 요인으로 작용할 수 있다.

이때 피작업자의 상태에 대한 세심한 관찰이 필요하며, 적절한 대처는 상호 간의 만족스런 작업 과정으로 이어진다.

2) 스트레스 상황에서의 신체적 반응

스트레스가 발생할 수 있는 상황에 놓이게 될 경우 자율신경계의 반응으로 신체의 심장박동수와 혈압, 호흡에 영향을 미치게 되며, 이때 내분비계의 반응으로 신체 수분에 영향을 끼쳐 순환 혈량이 감소할 수 있다.

순환기계의 반응으로 공포감을 느끼거나 적개심을 가질 때와 같이 혈관이 수축하고 심장박동이 증가되며 분노로 인해 얼굴이 붉어지거나 공포로 창백해질 수 있고, 피부색의 변화에는 혈압의 변화가 뒤따른다.

그 외에 다른 기관들의 반응으로는 불쾌감을 느낄 때 방광벽의 이완을 가져와 요의를 느낄 수 있는데, 심지어 공포감은 불규칙적인 요의를 느끼게 만든다. 호흡근육과 땀샘 및 체온조절기전 모두가 심리적 스트레스로 인하여 변화한다. 흥분하면 호흡이 변화하며 가빠지고, 걱정이나 공포에서 땀이 날 수 있으며 추위나 더위를 과하게 느끼기도 한다.

3) 행위적 반응

개인이 스트레스 요인에 반응할 때에는 생리적 변화만이 아니라 다음과 같이 행동 변화도 수반하게 된다.

스트레스 상황에 놓이게 되면 흡연 빈도 및 욕구가 잦아지거나 수분이나 음식물의 섭취를 갈망하기도 하며, 갑작스럽게 수면을 취하고 싶을(특징적인 행위의 증가) 수도 있고 투정을 부리거나 말을 많이 (행동의 혼란) 하게 될 수도 있다.

가만히 있는 것을 참지 못하고 끊임없이 움직이려(활동의 변화) 할 수도 있으며 호흡이 거칠어지거나 근육이 불끈거리거나 처지기도 하고 동공이 확대되며 피부가 붉거나 창백해지는 것(생리적 변화)을 보게 될 수도 있다.

4) 스트레스의 완화

음악으로 청각을 자극하면 신체적·심리적 반응에 긍정적인 영향을 끼치게 된다. 음악은 국내외적인 연구 결과, 스트레스·불안·우울 등을 감소시키며 통증의 완화, 이완 능력의 강화에 긍정적인 효과를 입증한 바 있다.

타투 작업 중에 작업장 내에 음악을 틀어 피작업자의 긴장과 불안을 줄일 수 있으며, 일반적인 절차상의 정보(타투 작업 전 작업 과정과 타투 관리법 교육과 같은)와 감각 정보의 제공은 피작업자의 스트레스 대처 능력을 높여 준다.

상황에 대한 정신적 상상을 가능하게 하는 정보를 주었을 때, 사람은 상황을 뛰어넘는 통제력을 얻는다고 한다. 예를 들어 만약 피작업자가 느끼게 될 감각들을 묘사해 절차상의 방법들을 설명해 주고, 대처 행동(심호흡, 불편감을 느낄 때 언제든지 표현하기, 원한다면 타투 작업 중 휴식을 가질 수 있다는 것 등)에 대해 교육해 준다면 피작업자는 비교적 적은 스트레스로 타투 작업을 견뎌 낼 수 있을 것이다.

2. 어지러움의 대처와 관리

타투 작업 환경에서는 병리적인 어지러움보다는 생리적인 어지러움을 호소하는 피작업자를 만나기 쉽다. 생리적인 어지럼증은 보통 휴식만 취해도 증세가 좋아진다.

타투전문가는 피작업자가 어지러움을 호소할 시 당황하지 말고 상황에 맞게 적절한 대처를 취해 줄 수 있어야 한다. 또한 어지러움이 발생하지 않도록 작업 전 피작업자의 컨디션 관리에 대해 안내함으로써 사전에 예방하는 것이 좋다.

생리적 어지러움의 공통적인 증상에는 두통, 심장 두근거림, 호흡이 가쁨, 식은땀 등이 있으며 이는 수분과 당의 보충, 충분한 휴식으로 회복 가능하다.

1) 어지러움의 종류

⑴ 현훈

현훈은 보통 빈혈과 뇌혈류의 부족, 체액 부족으로 발생하며 빙글빙글 도는 듯한 어지러움을 말한다. 여성 중 생리 중인 피작업자에게서 관찰되는 경우가 많고, 생리 중인 피작업자가 식은땀을 흘리며 현훈을 호소할 시 이온음료를 마시게 하면 빠르게 회복될 수 있다.

⑵ 기립성 저혈압

기립성 저혈압은 아득해지면서 의식을 놓을 것 같은 어지러움으로 공복 시간이 오래되거나 당 부족, 뇌혈류 부족, 갑작스러운 자세

(position)의 변화로 발생한다. 이 중에서도 갑작스러운 자세의 변화로 인한 기립성 저혈압은 어지러움 중에서도 가장 빈도 높게 관찰된다.

누워 있을 때와 앉아 있을 때, 서 있을 때의 심박출량은 변화가 있다. 장시간 누워 있던 피작업자가 화장실을 가거나, 휴식을 취할 때 누운 자세에서의 심박출량이 감소한 상태로 갑자기 일어나거나 갑자기 앉음으로써 뇌혈류량의 부족으로 기립성 저혈압을 호소할 수 있다.

이를 예방하기 위해서는 누운 자세에서 천천히 일어나 잠시 앉아 있다가 천천히 침대에서 내려오도록 하며, 침대에서 일어난 뒤에도 수분 수초간은 피작업자의 움직임을 관찰하는 것이 좋다.

피작업자가 기립성 저혈압으로 인한 어지러움을 호소할 시에는 당을 보충하여 주고 수분 보충을 해 준 뒤, 휴식을 취할 수 있게 돕는다. 휴식 중에도 계속적인 어지러움을 호소한다면 다음과 같은 자세를 취해 주는 것이 좋다.

누운 자세에서 하체를 45도가량 상승시키고 무릎을 곧게 뻗게 한 뒤 몸을 수평이 되게 함으로써 흉부가 골반보다 낮게 위치하게 하고 경부는 편하게 하며, 머리는 가슴과 같은 수준으로 두거나 다소 높게 위치하게 한다. 이 자세의 이점은 사지로부터 혈류의 귀환을 돕고 심장의 혈류량을 증가시켜 심박출량 및 뇌혈류량을 회복시킬 수 있다는 것이다.

타투위생학

(3) 심인성 어지러움

심인성 어지러움은 심리적인 원인에서 오는 어지러움으로 붕 뜨는 느낌이 들며 몸이 흔들리거나 머릿속이 휘저어지는 듯한 느낌의 어지러움을 말한다. 주로 불안과 과한 긴장으로 인해 발생하며, 이는 피작업자에게 수분과 당을 보충시키고 충분한 작업 과정에 대한 설명과 안내로 감소시킬 수 있다.

3. 기절의 대처와 관리

1) 기절(fainting spell)

기절은 심부전이나 과도한 심장 수축으로 인해 뇌로 향하는 혈액 흐름이 갑자기 감소함으로써 발생한다. 기절 시 의식이 상실되고 창백해지며 발한이 나타나고 심박수가 느려진다. 기절은 타투 작업 시작 전, 타투 작업을 마친 직후 또는 작업 중 피작업자의 작업자세 변경 시 언제라도 발생할 수 있다.

기절의 가장 흔한 원인은 뇌로 향하는 혈류의 부족이다. 전조 증상으로 어지러움과 오심, 발한, 근무력증 등의 증상이 보이므로 피작업자가 어지러움을 호소할 때 기절로 이어지지 않도록 피작업자를 케어해 주어야 한다.

2) 기절의 관리

기절이 발생했을 경우 피작업자의 옷을 느슨하게 하고 팔다리를 높게 한 자세에서 얼굴을 위로 향하게 하여 눕히고 호흡 여부를 체크한다. 기절한 피작업자의 호흡이 관찰되지 않으면 즉시 긴급의료 구조서비스 센터에 신고 후 구조 요원이 도착하기 전까지 심폐소생술을 수행한다. 심폐소생술은 질병관리청의 최신 기준을 학습해 두는 것이 좋다.

4. 쇼크의 대처와 관리

쇼크는 어디에서나 발생될 수 있는 위급한 응급 상황으로 생명을 위협할 수 있다. 쇼크는 출혈 또는 심근경색증 또는 심한 과민 반응으로 인해 부족해진 순환혈액량으로 인한 부적절한 세포의 확산과 세포의 신진대사장애, 세포의 저산소증으로 세포에 노폐물이 축적되는 현상을 말한다.

1) 쇼크의 분류

쇼크는 심박출량(cardiac output)의 저하로 인한 미세순환의 관류(perfusion) 능력이 저하되는 생리적인 변화를 보인다.

타투 작업 중에 발생할 수 있는 쇼크 상황은 체액 손실로 인한 저혈량 쇼크 또는 혈압이 저하되어 혈액 공급이 부족해지는 것이 원인인 혈관성 쇼크에 속하는 신경성 쇼크인 경우가 대부분이다. 하지만 어떠한 상황에서도 쇼크 발생 시에는 신속하고 정확하게 상황을 파악하고 대처하여야 한다.

체액 손실로 인한 쇼크는 넓은 면적으로 화상을 입을 경우 수분 손실은 물론 손상된 모세혈관을 거쳐 혈장은 유실되고 전해질의 큰 손실과 혈류량 저하로 인해 발생된다. 따라서 이를 저혈량성 쇼크라고 한다. 저혈량성 쇼크 상태에서는 혈액의 점도가 증가하여 혈액의 흐름이 더욱 느려진다.

탈수성 쇼크는 구강으로의 섭취가 적어지거나 상당히 많은 양의 체액을 유실하는 경우를 의미한다. 예를 들면 과격한 운동으로 많은 땀을 흘리게 되어 수분이 유실되는 경우, 또는 지속적인 구토와 설사, 다량의 소변 배출 등을 예로 들 수 있다. 당뇨병성 쇼크의 경우 혈당의 증가로 수분의 재흡수가 되지 않음으로써 발생할 수 있다.

2) 쇼크의 증상과 징후

일반적인 쇼크의 증상으로는 혈압, 체온, 맥박의 변화, 차고 창백한 피부와 건조해진 점막, 오심[8], 구토 등이 있다.

[저혈량성 쇼크의 분류 및 증상]

	경증	중증도	중증
혈액량 소실율	20%가량	20~40%	40% 이상
관류저하	피부, 뼈, 지방, 골격근	간, 장, 신장	뇌, 심장
맥박	빠름	빠르면서 가늘고 약함	매우 빠르고 불규칙함
호흡	깊으며 빠름	얕으며 빠름	더욱 얕고 빠름
혈압	120/80mmHg	수축기 60~90mmHg	수축기 60mmHg이하
피부	차고, 창백	차고, 축축하며, 창백	차고, 축축함, 입술과 손톱의 청색증
소변 배설량	50㎖/hr	10~25㎖/hr	10㎖/hr이하~무뇨
의식정도	지남력[9]이 있고 명료하나 불안	불안, 의식이 흐려짐, 현훈	무기력에서 혼수상태

---

8   속이 울렁거리고 매스꺼움. 토하고 싶어도 토해지지 않는 증상.
9   자신이 놓여 있는 현재의 상황을 올바르게 인식하는 능력.

타투위생학

⑴ 호흡의 변화

쇼크 증상이 나타날 경우 빠르고 얕은 호흡이 특징적이다. 혈액의 산소 운반 능력이 저하됨에 따라 탄산가스의 농도가 높아지기 때문이다.

⑵ 맥박 변화

맥박은 교감신경의 자극으로 심박동수가 증가됨에 따라서 더욱 빨라지게 된다. 이는 혈류량을 적당하게 유지하려는 노력의 결과이다. 맥박이 약해지면 상태가 나빠지는 것을 의미하는데, 이는 손목 쪽의 요골맥박[10]으로 맥박 확인이 가능하다.

⑶ 혈압 변화

쇼크로 혈압이 하강되어도 초기에는 혈압의 변화가 거의 나타나지 않거나 때로는 약간 상승될 수 있다. 그 이유는 교감신경이 강력하게 보상 작용을 하며 내분비계, 신경계도 방어적 기전을 하기 때문이다. 그러므로 이러한 시기에 사소한 실혈이나 자세의 변경까지도 인체의 방어 능력을 저해할 수 있는 요소가 되므로 주의해야 한다.

쇼크의 원인에 따라서 피부 상태가 달라질 수 있다. 외상성 또는

---

10   요골동맥을 짚었을 때 느껴지는 맥박.

출혈성 쇼크는 피부가 매우 창백하고 정맥이 허탈될 수 있다. 심부전이나 폐색전[11]에서는 청색증[12]과 정맥혈관의 팽대를 볼 수 있으며, 저혈량성 쇼크는 조직 관류가 저하됨에 따라 피부가 차갑고 끈끈하게 느껴지면서 말초혈관이 수축되어 창백하게 보인다.

쇼크 상황의 사람의 손톱을 누른 후 떼어 손톱 색이 정상으로 돌아오는가의 여부로 말초혈관의 순환 상태의 관찰이 가능하다. 쇼크 상태에서는 혈액순환의 저하로 인해 손톱 색깔의 환원 시간이 매우 느리다.

(4) 의식 변화

쇼크의 초기에 교감신경 작용으로 피작업자는 불안해하고 안절부절못하게 되는데, 이러한 상태는 얼굴에 나타난다.

갑작스러운 쇼크이면 뇌혈관 공급이 충분하지 못함으로 인한 어지러움, 현기증 등이 나타나며 실신하거나 심한 경우 무의식 상태가 된다. 그리고 만일 쇼크가 점진적으로 진행될 경우, 초기에는 무기력함과 나른함, 혼미함이 나타나고 때로는 안정감을 잃고 비정상적으로 민감해진다.

---

11 심부정맥의 혈전이 이동하다 폐혈관을 막아 버린 상태로 폐혈관의 색전증.
12 피부와 점막이 푸르스름한 색을 나타내는 증상.

⑸ 체온 변화

쇼크의 상태가 심할 경우, 뇌의 열 조절 중추에 손상을 입게 되어 체온이 하강한다.

3) 쇼크의 대처

⑴ 호흡 지지

쇼크 상황에서는 호흡기도가 개방되어 그 기능이 보장되어야 한다. 쇼크 상태에 놓인 사람이 호흡을 잘하고 있는지를 확인해야 하며 필요에 따라 인공호흡을 해야 할 수 있다.

⑵ 순환기능 지지

말초의 정맥 귀환을 돕기 위해 팔다리를 주물러 자극을 준다.

⑶ 자세(Position)

쇼크 상태에 놓인 사람의 자세는 바로 누운 자세에서 하지를 45도 정도 상승한 위치로 올려 무릎을 곧게 뻗고 몸통을 수평이 되게 해 흉부가 골반보다 낮게, 경부는 편하게 해 주고 머리는 가슴과 같은 높이이거나 다소 높게 해 주어야 한다. 이 자세의 이점은 사지로부터 혈류의 귀환을 돕고 심장의 혈류량을 증가시켜 심박출량을 회복

할 수 있다는 것이다.

쇼크 상태에 놓인 사람이 심한 오한을 호소할 때에는 적당한 한도 내에서 편안하게 보온을 해 줘야 한다. 이때 체온 조절을 위해 열을 사용해서는 안 된다. 담요를 잘 덮어 주는 것이 좋은 방법이다.

5. 통증의 대처와 관리

통증은 개인적이며 주관적인 경험이기에 객관적으로 측정하기 어렵다.

통증에 대한 정의는 다양하다. 의학적으로는 '실제적·잠재적인 조직의 손상과 관련되어 나타나는 불쾌한 감각 또는 감정적인 경험', 간호학적으로는 '통증을 겪고 있는 사람이 통증이라고 말하는 것, 그리고 그렇게 표현할 때마다 존재하는 것', 심리학적으로는 '① 인간적이면서 사적인 아픔의 감각, ② 현재 또는 임박한 조직손상을 보이는 해로운 자극, ③ 손상으로부터 몸을 보호하기 위한 반응 양상'이라고 추상적인 개념으로 정의되어 있다.

심리학적인 정의는 타투전문가가 피작업자의 통증을 이해할 수 있도록 돕는다. 그 이유는 통증은 개인적이면서 사적인 경험이며 또한 통증은 보호와 방어적인 기능이 있다는 것을 알 수 있기 때문이다.

타투 작업을 함에 있어서 통증 조절은 분명히 어려운 문제이며, 통증을 단순한 증상으로 판단하지 않고 개인 경험으로 보아야 한다는 점을 염두에 두었으면 한다. 이를 바탕으로 피작업자의 통증을 이해하고 관리해 준다면 보다 전문적인 타투 작업자로 성장할 것이다.

1) 통증의 영향 요인

질병과, 심리 상태, 통증 원인과 의미, 상황적 요인, 환경적 요인, 문화, 가치관 등 여러 가지이다. 그중에서 심리적 요인에 대해 다루려 한다.

⑴ 불안

심신은 분리될 수 없으므로 불안을 느끼는 정도와 통증에 대한 반응은 일정한 관계를 유지한다. 불안은 대개 급성 통증 시에 동반되는데, 이 불안이 급성 통증의 강도를 더 심하게 느껴지도록 할 수 있다.

① 통증에 대한 정보

통증에 관한 원인과 의미, 진행 기간에 대하여 피작업자가 얼마나 정보를 가지고 있는가, 어느 정도로 신뢰를 하고 있는가가 통증의 강도와 통증에 대한 반응에 영향을 미친다.

정보가 부족하면 피작업자의 통증 경험에 나쁜 영향을 미칠 수 있다. 자신의 통증을 작업자가 통제할 수 없다고 생각하면 피작업자의 불안이 더욱 높아져 통증 강도를 과대평가하고 통증 내구성이 적어진다.

피작업자가 통증을 언제 느끼게 되며 그 정도는 어떠한지를 알면 불안 정도도 낮아지고 통증 강도도 낮아질 것이다. 그러나 피작업자들이 정보를 알 때 반드시 불안이 감소되고 통증이 감소되는 것은 아니다. 불안에 관한 연구들에 의하면 기질 불안이 높은 사람들은 정보를 받았을 때 정보를 받지 않는 경우보다 통증 점수가 더 높았으며, 반면 기질 불안이 낮은 사람들은 정보를 받았을 때가 받지 않았을 경우보다 통증 점수가 더 낮았다고 한다.

② 과거 통증 경험

과거의 통증 경험은 피작업자의 통증을 대하는 태도 및 통증을 느끼는 강도에 영향을 미친다. 어떤 사람은 과거의 경험으로 통증 민감성이 낮아지거나 더 잘 참을 수 있고, 어떤 사람은 전혀 반대의 반응을 보일 수 있다.

통증에 대한 과거 경험은 조건 학습 경험을 일으켜 통증 지각에 영향을 미칠 수 있다. 즉, 과거에 통증을 경험한 적이 있는 사람은 물리적인 자극 없이 정신적인 자극만으로도 통증을 느낄 수 있다.

③ 통증의 의미

원인이 분명하다면 반응에 무리가 없지만, 통증의 원인을 모른다면 불안과 두려움으로 인해 통증 반응이 달라질 수 있다.

④ 성격

내향적인 성격의 사람은 외향적인 성격의 사람보다 통증을 덜 호소한다. 외향적인 사람은 비교적 쉽게 통증을 호소하고, 호소력 있는 표현을 사용하는 경향을 보인다. 따라서 피작업자의 타투 작업이 생애 첫 작업인 경우, 이전의 타투 작업에서 통증과 관련하여 좋지 않은 경험이 있었던 경우에는 더욱 상세한 안내가 필요하다.

피작업자 대면 및 상담을 통해 얻어 낸 정보를 기반으로 파악된 피작업자의 성격, 걱정과 불안에 대한 정도를 기반해 전문가로서 충분한 설명으로 피작업자에게 믿음을 주는 것이 필요하다.

걱정과 불안이 깊은 피작업자의 경우, '본인이 원하면 언제든지 멈추거나 쉴 수 있다.', '불편하거나 고통스럽다면 언제든지 표현해도 좋다.'라고 안내 후 작업을 시작하며 바늘(needle)이 피부에 닿기 전 미리 고지함으로써 피작업자가 놀라지 않게, 원활한 작업 진행이 되도록 신경 써야 한다.

5   타투 작업 후 피작업자의 관리

1. 작업 직후 관리

Chapter 01 피부학 제2장에서 타투 작업이 끝나면 피부는 2시간 동안 열려 있는 상태임을 배웠다. 그 2시간 이내에 건식 관리를 할지 습식 관리를 할지에 대한 결정이 필요하다. 건식 관리는 타투 관리 제품을 '바르는 관리'이며, 습식 관리는 드레싱 제품을 '붙이는 관리'이다. 타투 작업 후 2시간이 지나게 되면 상처 치유 과정의 작용으로 외부 유해 요소들에게서 몸을 보호하기 위해 작업한 피부의 가장 겉면이 일부 닫히게 된다. 따라서 타투 작업 부위에 드레싱 제품을 사용하여 직접 부착으로 타투의 가장 겉면을 인위적으로 닫아 주는 습식 관리는 제품의 교체 시 발생 가능한 임의 탈각을 예방하기 위해 작업 직후 2시간 이내에 시작하는 것이 좋다.

1) 건식 관리

관리를 건식으로 진행하게 될 경우 작업 직후 2시간 동안은 바셀린으로 유분 코팅을 한 뒤 래핑함으로써 외부에서 유해 물질이 침입하거나 수분이 증발하는 것을 막아 주는 것이 좋다.

피작업자에게는 귀가 후 발라 둔 바셀린을 가볍게 닦아 내고, 흐르는 물에 최소한의 터치로 약하게 문질러 씻어 낸 뒤, 물기를 톡톡 살포시 두드려 닦아 내고 타투 관리 제품을 얇게 펴 바르는 건식 관리를 제대로 할 수 있도록 자세히 안내한다.

2) 습식 관리

본격적인 습식 관리에 들어가기 전 타투와 타투 주변의 피부를 깨끗하되 젖어 있지 않은 상태로 만들어 주어야 한다. 바셀린의 유분기, 블루솝의 잔해가 남아 있는 상태에서 드레싱 제품을 붙일 경우 피부염을 유발할 수 있기 때문이다.

습식 관리는 작업 직후부터 2시간 이내에 시작되어야 한다. 일회용 타월에 정제수를 충분히 묻혀 작업 부위와 주변을 부드럽게 닦아 내어 준 뒤, 마른 일회용 타월로 가볍게 누르거나 두드려 물기를 흡수시켜 닦아 낸 후 바로 필름형 드레싱 제품을 붙여 진행한다.

드레싱 제품은 교체 시기가 중요한데, 이는 타투전문가의 작업 방식과 타투 작업 중에 발생한 피부 데미지의 정도에 따라 차이가 있으니 현 상태에 따라 교체 시기는 달라질 수 있다. 일반적으로 성숙기에 접어들지 않은 염증기인 1~3일간은 자주 관찰하고 교체해 주는 것이 중요하다.

드레싱 제품 안에 진물이 고이는 것이 관찰되면 드레싱 부위를 ① 물을 묻혀 가며 부착된 피부에 최대한 자극이 덜하도록 주의하며 떼어 낸 후, ② 타투와 주변의 피부를 흐르는 물에 씻어 낸 뒤, ③ 마른 타월로 물기를 흡수시켜 닦아 준 후에, ④ 새 드레싱 제품으로 2시간 이내에 갈아 주어야 한다.

타투 위에 붙여 준 드레싱 제품 내에 진물이 차 있는 상태로 장시간 방치하면 진물로 인한 타투 주변 피부의 염증과 감염의 위험이 높아진다.

2. 작업 후 관리

타투 작업과 종료 및 작업 직후의 관리는 타투전문가의 영역이다. 그러나 작업 종료 후 한 달 이상의 관리 기간 동안 보다 안정적인 회복과 탈각, 발색이라는 본격적인 타투의 완성에는 피작업자의 도움이 절대적으로 필요하다.

따라서 완성도 높은 작업물을 위해서는 타투 작업 완료 후 피작업자에게 타투 관리에 대한 구체적인 안내를 해 주어야 하며, 타투 작업 후 관리 제품의 선택 또한 매우 중요하다.

현 상태와 작업 데미지의 정도와 상처 치유의 단계, 피작업자의 생활환경에 맞춰 선택하여 적절하게 사용하여야 하며, 타투 관리 용품으로는 건식 관리를 위한 바셀린, 비판텐, 타투전용크림, 알로에겔 그리고 습식 관리를 위한 드레싱필름 등이 있다.

타투 작업 후 피부의 회복에서 중요한 점은 피부가 타투를 심한 상처라고 인식하지 않도록 도와 면역 과정에서 침습된 타투잉크를 피부의 일부로 받아들여 안정적인 안착을 위함이다. 안정적인 회복과 안착은 만족스러운 결과물 및 발색과 밀접한 관계임을 인지해야 한다.

1) 건식 관리

(1) 바셀린

바셀린을 사용하여 관리를 할 경우 얇게 자주 펴 바르는 것이 중요하다. 이때 바셀린 보호막 위로 올라오는 진물은 흐르는 물에 씻어 주거나 자극이 되지 않도록 주의하며 닦아 낸 뒤, 물기를 모두 제거해 주어야 한다. 이후 재도포 시에는 깨끗한 손 또는 장갑을 낀 손으

【 바셀린 】

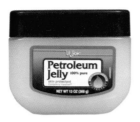 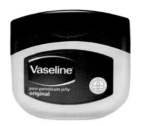

로 발라 주어야 하며 바셀린 용기 내 오염되지 않도록 용기에서 덜어
낼 경우 일회용 또는 세척 관리가 가능한 스패출러를 사용해야 한다.

관리 중에 성분이 100% 유분인 바셀린을 타투 부위에 두껍게 얹어
두면 모공을 막아 염증을 유발할 수 있으며, 깨끗하게 진물과 이전에
바셀린을 제거하지 않은 상태에서 겹겹이 바셀린을 바르면 이전에
바른 바셀린에 달라붙어 있던 공기 중의 유해 물질과 진물들이 새로
바른 유분 보호막 안에 갇혀 감염을 유발할 수 있다.

(2) 비판텐

오랜 기간 많은 국가에서 사용하고 있는 저자극 피부질환 치료 연
고인 비판텐은 아기와 임산부도 사용 가능한 스테로이드 0%, 덱스판
테놀(프로비타민B5) 성분의 함유로 피부조직의 재생을 도와 피부 회
복 촉진에 도움을 주는 피부염 치료제다. 약국에서 쉽게 구매할 수

있다.

피부 재생이 필요한 가벼운 상처와 피부각질층의 손상으로 생긴 피부염, 화상 또는 습진이나 궤양 등에도 사용이 가능하다. 비판텐의 주성분인 덱스판테놀은 자연적인 피부 회복과 보습을 돕는다.

감염성 또는 삼출성 피부에서의 사용은 주의를 권하고 있으며 모든 의약품이 그렇듯 접촉성·알레르기성 피부염, 가려움증, 발진, 피부자극 등의 부작용을 표시하고 있다.

타투 부위를 흐르는 물로 씻어 낸 후 물기를 충분히 제거한 뒤 깨끗한 손이나 장갑을 사용하여 얇게 자주 펴 바르는 것이 좋다. 이때 사용할 만큼만 깨끗한 곳에 덜어 입구가 오염되지 않게 위생에 주의해야 한다.

【 비판텐 】

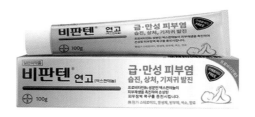

(3) 타투 전용 크림

타투 전용 크림은 타투 케어에 특화된 제품으로 의약품의 사용과는 차이가 있다. 피부가 타투를 심한 상처라고 인식하지 않도록 돕기 위해 자연 치유과정 중에 필요한 소량의 유분과 다량의 수분, 비타민과 단백질 성분으로 구성되어 있다.

충분한 수분 공급과 얇은 유막 형성으로 인한 보호와 보습을 도우며, 피부 흡수가 빠르고 끈적임이 적은 등 타투 관리에서 장점이 많은 제품이지만 오프라인 구매가 어렵다는 단점이 있다.

로션과 같은 질감의 튜브형 제품과 바셀린과 비슷한 질감의 밤 형태의 제품 등 여러 제품들이 생산되고 있는데, 밤 형태의 제품은 바셀린과 같이 용기 내의 오염에 주의하여 사용해야 하며, 역시 타투 부위를 깨끗하게 씻어 내거나 닦아 준 뒤 물기를 제거한 다음에 깨끗한 손 또는 장갑을 낀 손으로 얇게 자주 펴 발라 주어야 한다.

【 타투 전용 크림 】

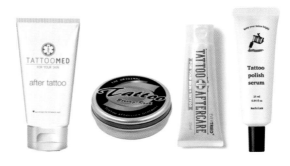

타투위생학

(4) 알로에겔

알로에 잎에 있는 과즙과 젤은 다양한 성분으로 구성되어 있다. 또한 유기 염류, 산성 점액, 사포닌, 효소, 탄닌, 암모니아 산과 비타민 등 다양한 미네랄을 가지고 있다.

피부 진정과 보습의 용도로 사용되는 알로에겔은 국소 도포 시 콜라겐 생성을 자극한다. 이 과정은 상처 치유 과정에서 새로운 조직 구성을 위한 혈관 형성을 돕는다.

알로에에 들어 있는 성분 중 모딘(aloemodine)은 바이러스 및 박테리아에 대응하는 유기화합물로 감염을 예방할 수 있다. 시중에 제품으로 판매되는 92~98% 함량의 알로에겔은 구매하기 쉽다.

보통 대량 제품으로 판매가 되기 때문에 용기 내의 알로에겔이 오염되지 않도록 스패출러로 덜어 사용해 주는 것이 좋다. 역시 깨끗한 손이나 장갑을 낀 손으로 얇게 자주 펴 발라 주어야 하며, 보호막이 필요한 염증기보다는 생성기에 접어든 타투 관리에 사용하는 것이 좋다.

【 알로에 】

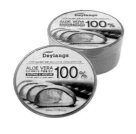 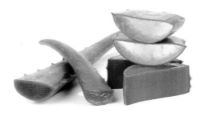

2) 습식 관리 제품

관리 방식에서는 바르는 관리인 건식 관리가 아닌, 붙이는 관리인 습식 관리에 해당하며 타투 부위에 딱지가 생기기 전, 인공딱지를 붙임으로써 딱지가 생기지 않고 자연 치유 과정이 진행되도록 돕는 제품이라고 생각하면 이해가 쉽다.

(1) 드레싱필름(방수필름)

폴리머 필름으로 알려진 드레싱 필름은 접착성, 비흡수성이다. 산소는 통과하지만 물과 세균은 통과하지 못하고 땀은 배출되는 제품으로, 상처 부위에 직접 적용하는 경우는 진물이 없거나 거의 없는 상처에 적용한다. 투명한 형태로 부착 시 타투를 관찰할 수 있다.

진물이 흡수되지 않는 제품이므로 진물이 관찰되면 바로 교체해야 한다. 진물이 없는 상태에서는 최대 3일간 부착한 상태로 생활할 수 있으므로 성숙기에 접어들면 관리가 더 수월하다.

【 필름형 드레싱 제품 】

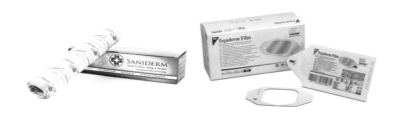

습식 관리의 특성상 외부적으로 딱지가 생기고, 건조되고 탈각되는 과정이 없어 작업물의 발색에 비교적 긍정적인 영향을 주지만, 비흡수성 제품의 특성상 데미지가 큰 작업에는 사용이 어렵다.

직접 부착 제품의 경우 교체 시 떼어 낼 때 피부 자극이 발생할 수 있으므로 물을 충분히 묻혀 떼어 내어야 하며, 교체할 때 진물을 씻어 내고 물기를 충분히 제거하지 않거나 타투 부위를 깨끗하게 씻어 내지 않고 교체 시에는 방수필름 안에서 염증과 감염이 발생할 수 있으므로 주의가 필요하다.

Q. 필름형이 아닌 겔형, 폼형 드레싱 제품?

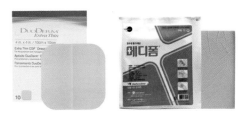

A. 방수 제품의 사용을 원하는 피작업자에게 '꼭 필름형으로 사용해야 한다'고 안내해주지 않아 타투 관리에서 오히려 잉크 안착에 방해가 되는 듀오덤과 같은 겔형, 또는 메디폼과 같은 폼형 제품을 사용하는 사고가 발생할 수 있다.

투명한 필름형 제품과는 달리 반투명한 겔형 제품은 여드름 패치의 형태로 친숙하게 생활에서 사용되고 있어, 방수 필름에 대한 피작업자의 이해도가 적어 실수로 부착하는 경우가 많다.

겔형의 제품은 방수의 역할도 한다. 하지만 도톰하고 말랑한 하이드로겔이 상처 부위에서 올라오는 진물과 만나게 되면 치료 성분으로 변화해 피부에 흡수하면서 흉터 없이 상처가 치유되는 성분을 가지고 있다.

하얗게 응축된 치료 성분이 흡수되기 전 겔형 제품의 교체 시기를 지키지 못할 시에는 상처 부위에 형태로 홈이 생겨 오히려 흉터화될 수도 있다.

폼형 제품은 불투명한 방수 제품으로 화상, 깊은 상처 등 진물이 많이 나는 상처에서의 진물 흡수를 위한 드레싱으로 타투잉크의 안착을 방해한다.

필름형, 겔형, 폼형제품 모두 감염된 상처에서의 적용 시 감염원을 상처 부위에 가둬 두는 형태가 되어 감염 상태를 악화시킬 수 있으므로 감염된 상처에는 사용하지 않는 것이 좋다.

Q. 후시딘과 마데카솔?

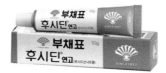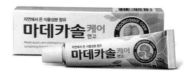

A. 타투 작업 후 후시딘과 마데카솔 사용에 관한 질문을 하는 피작업자들을 종종 만나 볼 수 있다.

후시딘은 1차 감염이 우려되는 감염된 상처에 사용하는 상처치료제로 상처의 자연치유 과정에서 첫 번째 단계인 염증기에 작용한다. 후시딘 또한 비판텐처럼 스테로이드 0%로 항생제 성분인 퓨시드산나트륨이 주 성분이며 7~10일 이상 사용 시 항생제 내성이 생길 수 있어 최대 7~10일 이내로 사용해야 하며 이후 최소 20~30일 이상을 사용을 자제해야 한다.

마데카솔은 세 가지 종류가 있다. 마데카솔 연고는 피부 재생을 돕는 아시아티코사이드라는 식물 성분이 주성분으로 상처의 자연 치유 과정에서 두 번째 단계인 생성기에서의 피부 재생 작용을 촉진시킨다. 마데카솔케어는 마데카솔연고에 추가로 네오마이신이라는 항생제의 함유로 2차 감염이 우려되는 상처에 사용하는 상처 치료제이다. 복합마데카솔 제품은 마데카솔 케어에 스테로이드가 추가로 포함되어 있는 제품이다.

자연 치유 과정 중 자연스럽게 타투잉크가 안착해야 하는 한 달 이상 소요되는 타투 관리 과정에서 자연 치유 과정에 영향을 주는 후시딘과 마데카솔은 타투 관리 과정에서 타투를 체내에서 상처로의 인식을 높이고, 항생제 내성 위험과 타투잉크의 안정적인 안착에 방해가 되므로 타투 관리 제품으로 적합하지 않다.

3. 타투 관리 주의 사항

작업 직후부터 탈각이 완료되는 관리 기간 동안 작업물이 피작업자가 겉으로 보기에는 알고 있는 상처와는 다른 형태로 인지될 수 있다. 그림이 피부에 얹어져 있는 것처럼 보일 수도 있어 관리 기간 동안 지속적으로 관리해 주어야 하는 상처라고 인식하지 못할 수도 있다.

따라서 타투전문가가 기간별 증상과 대처를 미리 구체적으로 안내해 주어 피작업자가 당황하거나 놀라는 일 없이 타투 관리를 잘할 수 있게, 그로 인해 더 좋은 결과물을 볼 수 있도록 세심한 안내와 도움을 주어야 한다.

음주, 흡연, 목욕탕·사우나, 수영장·해수욕 등 물놀이, 운동, 자외선 노출, 임의탈각의 금지는 타투 회복 기간에 특히 유의해야 하는 생활 주의 사항들이다. 또한 피부 표면 열을 상승시키는 활동이나 환경 또는 습하고 비위생적인 환경, 피부 자극을 줄 수 있는 환경은 염증 및 감염의 원인이 될 수 있다.

1) 기간별 증상과 대처

피작업자에게 타투는 매일같이 경험할 수 있는 생활이 아닌 이벤

트이다. 피작업자는 타투전문가가 아니므로 타투에 대한 정보들이 낯설 수 있다. 하지만 타투 작업 종료 후 피부 회복 과정에서 피작업자의 역할이 매우 중요하므로 타투전문가는 피작업자에게 회복 과정에서 일어나는 피부 변화와 대처, 주의 사항에 대해 상세하게 안내해 주는 것이 좋다.

(1) 염증기(1~3일)

손상을 입은 피부가 급격하게 타투에 반응하는 시기로 염증기의 타투는 진물과 출혈, 붓기, 열감이 있으며 블러드베이스, 잉크 빠짐 등의 현상이 보일 수 있다.

진물이 관찰될 경우에는 흐르는 물로 씻어 주어야 한다. 씻어 낼 환경이 되지 않거나 작업 부위가 특수 부위라 씻는 것이 어려울 경우에는 마른 티슈로 살포시 눌러 흡수시켜 닦고 문지르지 않아야 한다.

피작업자가 출혈을 보고 놀랄 수 있는데, 이는 정상적인 과정이며 48시간 이내로 타투 피부의 재상피화가 진행되면 더 이상 출혈이 보이지 않을 것임과 피가 보일 경우 마른 티슈로 눌러서 닦을 수 있게 후처리까지 안내한다면, 피작업자는 보다 안심할 수 있을 것이다.

씻을 수 없는 환경에서 타투 피부가 오염되었을 때에는 물티슈를 사용하여 위생을 지킬 수밖에 없지만, 씻을 수 있는 환경에서는 가급적 타투 피부에 거친 표면과 질감으로 자극을 줄 수 있는 물티슈의 사용보다는 흐르는 물로 씻어 주는 것이 좋다. 부득이하게 물티슈를 사용할 경우에는 세게 문질러 닦지 않도록 주의하여야 한다.

붓기는 열감을 동반한다. 피작업자가 타투 피부를 포함한 타투 주변 부위가 부어서 동통을 호소할 경우에는 물기 없는 냉찜질을 적용하면 붓기와 열감이 완화될 수 있다.

블러드베이스는 희석잉크와 밝은 컬러 잉크 사용 시 계속적으로 관찰될 수 있는데, 증식기에 접어들고 1차적인 탈각이 진행되면 본연의 농도와 컬러의 발색을 확인할 수 있을 것이다.

(2) 증식기(4일~2주)

염증기를 거치며 보호막으로 딱지가 생기면 딱지 내부의 피부가 정상화를 위해 재건을 시작하는 시기이다.

데미지가 적은 일반적인 작업에서는 얇은 각질이 일어나며 부분 탈각이 시작된다. 재건 과정에서 타투 주변의 피부가 타투 피부로의 수분과 영양분을 빼앗겨 타투 피부를 포함한 타투 주변 피부가 건조해지며 주름이 지는 것이 관찰된다.

피작업자는 타투 피부에 당기는 느낌과 간지러움, 열감을 느끼게 되는데 이 시기에 가려움을 참지 못해 긁어서 임의탈각을 시키거나 피부 표면을 때려 타투 피부에 자극을 주기 쉽다.

타투전문가는 증식기의 불편감을 느끼는 피작업자에게 긁어서 임의탈각을 시키거나 피부 표면을 때려 피부에 자극을 줌과 동시에 피부 열을 상승시키는 행동은 자제하고, 건조함으로 인한 가려움을 예방하기 위해 관리 제품을 얇게 자주 펴 바르도록 안내하는 것이 좋다.

자연탈각이 진행될 수 있도록 딱지를 방치하는 것이 안정적인 회복과 발색에 도움을 주며, 가려움으로 불편할 때에는 물기 없는 냉찜질을 적용하면 완화된다.

(3) 성숙기(2주~)

타투가 안정화되는 시기로 비교적 감염의 위험과 불편감이 완화되는 시기이다. 성숙기에는 보습을 중점으로 관리해 주는 것이 좋다.

[타투 작업 후 주의 사항]

	증상	대처	주의사항
염증기 (1~3일)	• 진물 및 출혈 관찰 • 잉크 빠짐 • 붓기 관찰 및 열감 • 블러드베이스	흐르는 물로 세척 및 닦음 물기 없는 냉찜질 적용	• 금주 · 금연 • 목욕탕 · 사우나 금지 • 수영장 · 해수욕 금지
증식기 (4일~2주)	• 건조 • 피부 표면의 주름짐 • 탈각 • 열감, 가려움	관리제품을 얇게 자주 펴 바르며 보습 관리 자연탈각 되도록 방치 물기 없는 냉찜질 적용	• 운동 • 임의탈각 금지 • 자극 주의 (의류 · 침구 · 동물) • 자외선 노출 • 제품 얇게 바르기
성숙기 (2주~1달 이상)	• 안정화	관리 차원에서 보습 관리	

2) 일상생활에서 접촉감염 위험 요소

환자와 보균자, 또는 병원체가 묻어 있는 의복과 물품 등에 직접 닿아서 피부나 점막으로 감염이 되는 것을 접촉감염이라고 한다. 타투 관리 기간 동안 일상생활에서 접촉감염 위험 요소들에 대한 정보를 사전에 제공하여 피작업자가 일상생활에서 타투 작업 부위의 접촉감염이 발생하지 않도록 도와야 한다.

① 반려동물과 반려동물의 사용 물품 및 털 등이 타투 부위에 닿는 것, ② 타투 부위에 닿는 세탁하지 않고 반복적으로 착용하는 의복 및 수건의 사용, ③ 세탁하지 않은 침구가 타투 부위에 닿는 것, ④ 청소하지 않은 집에서 타투 부위에 먼지와 미생물 접촉 등 일상생활에서 무의식적으로 위험 요소에 노출되지 않도록 충분히 안내해 주는 것이 좋다.

6   타투 전문가

타투 전문가는 도안을 디자인하여 신체에 타투를 새기는 일을 하는 예술가이다. 타투이스트(tattooist) 또는 문신사(文身士)라고도 한다.

단순히 그림을 새겨주는 것을 넘어 상처를 예술로 승화시켜 아픔을 가려주거나, 의미를 담아 평생 소장하는 작품을 지닐 수 있는 작품을 제공한다는 점에서 창작활동에 중점을 둔 영리적인 작품활동을 하는 예술가로도 인정받기도 한다.

【 타투바늘과 잉크 】

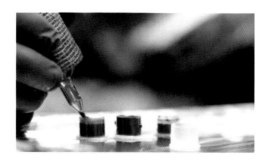

최근 타투를 통해 자신의 개성을 표출하는 젊은 층이 증가함에 따라 점점 더 많은 관심을 받고 있으며 직업으로도 주목받고 있다.

해외에서도 한국의 타투이스들은 실력, 디자인 면에서 모두 인정받으며 활발한 해외 활동뿐 아니라 유수의 해외 타투컨벤션에서도 수상자들이 다수 배출되고 있다.

【 초 · 중 · 고생 장래희망 순위 ※2018년 기준 (자료:교육부) 】

순위	초등학생	중학생	고등학생
1	운동선수	교사	교사
2	교사	경찰관	간호사
3	의사	의사	경찰관
4	조리사(요리사)	운동선수	*뷰티디자이너 : 헤어디자이너, 메이크업 아티스트, 네일아티스트, 타투이스트, 뷰티 매니저
5	인터넷방송 진행자	조리사(요리사)	군인
6	경찰관	*뷰티디자이너 : 헤어디자이너, 메이크업 아티스트, 네일아티스트, 타투이스트, 뷰티 매니저	건축가 · 건축 디자이너
7	법률전문가	군인	생명 · 자연과학자 및 연구원

8	가수	공무원	컴퓨터공학자 · 소프트웨어개발자
9	프로게이머	연주가 · 작곡가	항공기승무원
10	제과 · 제빵사	컴퓨터공학자 · 소프트웨어개발자	공무원

2015년 고용노동부는 정부육성 지원 신직업에 '타투이스트'를 포함하며 42299라는 한국표준직업분류 직업 코드를 명시했다. 또 사업자등록번호 930925를 통해 '문신업'으로 영업도 가능하게 했다. 그러나 사법적으로는 여전히 불법인 상태기 때문에 사업자 등록을 하고 영리를 목적으로 타투 시술을 하면 타투 전문가들은 그 즉시 불법 의료행위에 대한 법적 책임을 져야 한다.

청소년들에게도 장래희망으로 꿈꾸어지는 직업 중 하나인 타투 전문가가 더욱 앞으로 더 좋은 환경에서의 활동을 위해서는 많은 노력이 필요하다. 단순히 신체에 그림을 새기는 직업이 아니라 위생, 타투지식 등 전문지식 교육을 통해 예술은 물론 전문직으로서 꾸준히 인정받을 수 있도록 끊임없이 연구하며 발전한다면 앞으로 타투 전문가 장래는 밝을 것이다.

1. 타투전문가의 직업윤리

　장기간 체계화된 교육과 훈련의 과정을 통하여 고도의 전문지식과 스킬을 습득하고, 공인자격 또는 면허를 취득함으로써 지식과 기술을 사용할 수 있는 직업을 '전문직'이라고 한다. 대부분의 전문직 종사자들의 지식과 기술은 사회 구성원의 삶에 있어 필수적이며 불가결하며 이익 또는 위해가 될 수 있는 특성을 가지고 있으므로 전문직 종사자들에게는 투철한 윤리의식이 요구된다.

　현재 국내에서는 타투 시술 및 관리에 대한 명확한 기준이 없기에 공인자격 및 면허를 취득할 수 있는 환경이 아니다. 따라서 많은 타투 전문가들이 윤리의식 없이 무분별한 작업으로 최근까지도 비위생적인 환경에서 심지어 미성년자에게까지 작업을 행해 사회문제로도 대두되었었다. 법적 환경을 떠나 피 작업자의 남은 생애의 전 과정을 함께하는 영구적인 작업을 행하는 타투 전문가의 업무는 근면성과 정직성, 성실성에 해당하는 근로 윤리와 책임 정신, 준법성, 공동체 윤리를 포함하는 직업윤리가 필수적이다.

　타투 전문가는 예술가인 동시에 전문가로서 심미성과 기술력을 쌓아 다양한 연령대의 성인만을 대상으로 상담 과정을 거쳐 피 작업자가 원하는 만족스러운 타투 서비스를 안전하게 제공하기 위해 노력해야 한다. 따라서 타투 작업을 원하는 피 작업자와의 관계는 신뢰와 책임감이 요구되지만, 타투 법제화를 통한 타투 전문가와 피 작업자의 관리 및 보호와 미성년자작업에 관한 법적 규제의 부재, 위생과 혈액매개 감염병 및 감염병에 관한 교육의 부재로 타투 전문가로서 스스로 직업윤리의 중요성을 인지하고 모두가 안전한 타투 서비스를 제공하기에는 어려운 실정이다.

타투 전문가들이 법적 보호를 받지 못하는 상황에서 피 작업자 및 사회의 가치와 기대가 변화함에 따라 타투 전문가들이 해결해야 할 전문지식, 기술, 윤리적 문제들은 점차 복잡해지고 있다. 윤리적 문제는 단순히 진실하게 행동하면 된다는 접근방식으로는 해결하기 어려우며, 다양한 상황에 대한 정확한 윤리이론에 입각한 합리적인 결정과 판단이 필요하다.

타투 전문가는 피부와 위생, 감염 관리, 작업장관리에 대한 학습을 통해 전문적인 지식과 기술을 습득하여 안전하고 퀄리티 높은 타투 작업을 피작업자에게 제공해야 한다. 이를 위해서는 자격시험을 통한 검증이 필수적이며 Chapter 04 기출문제 에서는 타투 전문가 자격시험 대비를 위한 기출문제의 풀이로 타투 전문가에게 필수적인 지식들을 복습하고 차후 경험하게 될 실제 작업시험을 대비하여 실제 시험과 유사한 형식과 난이도의 문제를 경험함으로써 시험에 대한 자신감을 키우고자 한다.

CHAPTER

04 기출문제

1. 다음 중 피부의 가장 바깥을 덮고 있는 피부층은?

   ① 표피 ② 진피 ③ 기저층 ④ 투명층

2. 다음 중 전신을 덮고 있는 가장 첫 번째 보호기관으로, 외부로부터의 자극 또는 위험으로부터 몸을 보호하는 역할을 하는 기관은?

   ① 지방 ② 체모 ③ 피부 ④ 손톱

3. 다음 중 피부에 관한 내용으로 올바르지 않은 것은?

   ① 타투 작업이 이루어지는 우리의 전신을 덮고 있는 가장 첫 번째 보호기관이다.
   ② 여러 개의 층으로 구성된 매우 복잡한 기관이며 인치당 수많은 세포로 이루어져 있다.
   ③ 체중의 30~50%를 차지하고 있다.
   ④ 표피는 태생기의 외배엽에서 기원이 되고 진피는 중배엽에서 발생이 된다.

4. 다음 중 각질형성세포의 탈각 순서로 올바른 것은?

   ① 기저층 > 과립층 > 가시층 > 각질층
   ② 기저층 > 가시층 > 과립층 > 각질층
   ③ 기저층 > 과립층 > 가시층 > 각질층
   ④ 각질층 > 가시층 > 과립층 > 기저층

5. 다음 중 피부에 관한 내용으로 올바른 것은?

① 표피는 태생기 내배엽에서 기원이 되고 진피는 외배엽에서 발생한다.

② 피부는 외부로부터 몸을 보호하고, 감각을 느끼지만 체온 조절 및 흡수의 역할을 하지는 못한다.

③ 피부는 외부로부터의 자극 또는 위험으로 몸을 보호하는 역할을 하는 단층으로 구성된 기관이며 인치당 여러 세포로 이루어져 있다.

④ 표피는 외부의 환경에 노출되는 피부 외부의 얇은 층이다.

6. 다음 중 피부의 기능이 아닌 것은?

① 보호   ② 감각   ③ 호르몬생성   ④ 항상성

7. 다음 중 표피에 대한 내용으로 올바르지 않은 것은?

① 혈관·신경 등의 여러 조직들을 지지해 주는 기질을 공급한다.

② 외부로부터 몸의 보호 역할을 한다.

③ 가장 얇은 표피두께를 가진 부위는 눈꺼풀이다.

④ 각질형성 세포들은 세포의 발생과 성장에 따라 점차 위로 밀려 올라간다.

8. 다음 중 표피에 대한 내용이 아닌 것은?

　① 표피는 5개의 층의 뚜렷한 세포층으로 구분된다.

　② 엘라이딘이라고 불리는 단백질층이 전신에 분포되어 있다.

　③ 각질이 오랫동안 제거되지 않았을 경우, 피부는 점차 딱딱하게 굳고 표면이 거칠어진다.

　④ 각질이 오랫동안 제거되지 않았을 경우, 모공을 막아 피지 분비를 방해하여 트러블이 생기는 원인이 된다.

9. 다음 중 표피의 각질형성세포층과 진피에 흩어져 있으며 세포성 매게의 피부 면역에 작용하는 세포는?

　① 각질형성세포

　② 멜라닌형성세포

　③ 랑겔한스세포

　④ 상피세포

10. 다음 중 기저세포막으로부터 생성되며 색소과립을 만들고 유전, 호르몬, 외부 환경에 영향을 받는 세포는?

　① 각질형성세포

　② 멜라닌형성세포

　③ 랑겔한스세포

　④ 상피세포

11. 다음 중 각질형성세포가 세포 분화되는 과정을 부르는 말은?

① 각화 ② 탈피 ③ 생성 ④ 성숙

12. 다음 중 14일가량의 기간을 거치며 위로 올라가 각질층에 자리를 잡고 다시 각질층에서 약 14일을 머무르면서 외부의 자극으로부터 피부를 보호하다가 떨어져 나가는 과정을 부르는 말은?

① 재생 ② 탈피 ③ 각화 ④ 순환

13. 다음 중 턴오버에 관한 내용이 아닌 것은?

① 타투 작업의 발색과 리터치 기간과 밀접한 관계가 있다.

② 약 14일 주기로 각질 세포가 생성되어 밀려 올라와 떨어지는 과정을 반복한다.

③ 노화가 지속될수록 턴오버의 주기는 점차 느려지게 된다.

④ 표피에 존재하는 각질형성 세포의 생성에서 탈각까지의 루틴을 의미한다.

14. 다음 중 진피에 관한 내용으로 올바른 것은?

① 진피는 표피의 상층에 위치한 피부층으로 표피보다 15~40배 두꺼운 층이다.

② 진피는 진피를 지탱하고 영양분을 공급해주는 세포간물질들

로 구성된 표피층과 함께 외부로부터의 손상에서 몸을 보호
한다.

③ 진피와 표피가 만나는 진피 상부층의 부분을 유두층이라고
한다.

④ 진피는 4층의 뚜렷한 세포층으로 구분된다.

15. 다음 중 진피에 관한 내용이 아닌 것은?

① 진피는 표피에 영양을 공급하며 보호하고 피부를 재생하는
기능이 있다.

② 진피의 림프조직, 신경조직, 혈관조직은 피부의 항상성 유지
에 중요하다.

③ 진피는 섬유아세포로 비만세포와 림프구를 포함하고 있어 상
처치유를 촉진한다.

④ 골격과 함께 얼굴과 몸의 윤곽을 결정하는 중요한 요소로 작
용한다.

16. 다음 중 피하조직에 관한 내용으로 올바른 것은?

① 단열, 충격, 흡수 기능이 있다.

② 표피에 영양을 공급하고 수분을 저장한다.

③ 감각을 느끼고 피부를 재생하는 기능이 있다.

④ 표피보다 14~40배 두꺼운 층이다.

타투위생학

17. 다음 중 피부의 기능에 관한 내용으로 올바르지 않은 것은?

① 세균이나 이물질 등 외부 위험요소들의 침입을 막는다.

② 대부분의 화학물질에도 저항력을 가지고 있다.

③ 지용성 비타민과 스테로이드 호르몬의 흡수를 막는다.

④ 과도한 자외선의 흡수를 막는다.

18. 다음 중 진피에 관한 내용으로 올바르지 않은 것은?

① 섬유아세포로 비만세포와 림프구를 포함하고 있다.

② 진피에 있는 림프조직, 신경조직, 혈관조직은 피부 항상성 유지에 기여한다.

③ 아교섬유와 탄력섬유 세포 등이 피부 탄력에 영향을 준다.

④ 표피와 비교하면 타투 작업과는 관련성이 적은 피부층이다.

19. 다음 중 피부의 기능에서 체온조절기능과 관련이 적은 것은?

① 감각 ② 전도 ③ 대류 ④ 방사

20. 다음 중 표피 구조물에 관한 내용으로 올바르지 않은 것은?

① 각질층-수분의 상실이나 투입을 막는다.

② 기저층-계속적인 유사분열로 새로운 세포를 생성하고 표면으로 올린다.

③ 콜레스테롤- 자외선 노출이 되면 비타민 D로 전환된다.

④ 랑겔한스세포- 이물질 식작용과 림프구에 면역반응을 자극한다.

21. 다음 중 표피에 대한 내용으로 올바르지 않은 것은?

① 몸의 각 부분마다 두께가 모두 다르다.

② 가장 얇은 표피두께를 가진 부위는 눈꺼풀이며 0.04mm이다.

③ 가장 두꺼운 표피두께를 가진 부위는 손바닥과 발바닥이다.

④ 표피는 영양공급을 위한 진피보다 얇은 혈관이 많이 분포되어 있다.

22. 다음 중 피부의 기능이 아닌 것은?

① 감각   ② 항상성   ③ 체온조절   ④ 비타민E형성

23. 다음 중 표피에 관한 내용으로 올바른 것은?

① 표피는 2개의 뚜렷한 세포층으로 구분된다.

② 표피는 진피보다 15~40배 두꺼운 층이다.

③ 표피는 아교섬유와 탄력섬유, 세포간물질로 구성되어 피부 탄력에 영향을 준다.

④ 표피는 세포성 매개의 피부 면역 작용을 하는 랑겔한스세포를 가지고 있다.

24. 다음 중 멜라닌 색소 형성 세포에 관한 내용으로 올바르지 않은 것은?

① 기저세포막으로부터 생성된다.

② 피부 색깔의 차이는 멜라닌 생성의 속도와 양에 따라 다르다.

③ 피부 색깔의 차이는 멜라닌 색소 형성 세포의 수에 따른 것은 아니다.

④ 멜라닌 생성에서는 유전과 호르몬의 영향을 받지 않는다.

25. 다음 중 각질형성세포층에 관한 내용으로 올바르지 않은 것은?

① 손바닥과 발바닥처럼 두꺼운 피부에서는 네 개의 층으로 구성되어 있다.

② 기저층에서 만들어진 세포는 밀려 올라가며 각질의 특징이 변하게 된다.

③ 각잘형성세포가 세포 분화되는 과정을 각화라고 한다.

④ 생성 후 성숙의 과정을 약 14일 정도의 기간을 거치며 각질층에 자리 잡는다.

26. 다음 중 턴오버에 관한 내용으로 올바르지 않은 것은?

① 각화된 각질 세포는 약 28일의 시간이 지나면 피부에서 탈락한다.

② 턴오버는 생애 주기 내내 일정하고 규칙적으로 반복된다.

③ 약 4~6주의 반복적인 주기를 갖는 것이 일반적이다.

④ 타투 작업 후의 발색과 리터치의 기간, 회복 관계가 있다.

27. 다음 중 표피의 보호 반응에 관한 내용으로 올바르지 않은 것은?

① 이물질의 침입이 일어날 경우 방어를 위해 기저세포 분열이 왕성해진다.

② 이물질의 침입이 일어날 경우 재생속도의 가속으로 이물질이 밀려 나와 제거된다.

③ 반복적으로 자극이 가해지면 각질층이 두껍게 변한다.

④ 굳은살이 생기는 부위는 탈각이 일어나지 않는다.

28. 다음 중 피부의 보호 기능에 관한 내용으로 올바르지 않은 것은?

① 피부는 세균이나 이물질 등 외부 위험요소들의 침입을 막는다.

② 피부는 대부분의 화학물질에도 저항력을 가지고 있다.

③ 지용성 비타민 A와 D 등 일부 지방 물질의 경우 피부를 통해 흡수할 수 있다.

④ 피부는 수분과 전해질의 상실을 막고 피하조직의 건조를 예방한다.

29. 다음 중 피부의 항상성 기능에 관한 내용으로 올바르지 않은 것은?

① 피부는 수분과 전해질의 상실을 막는다.

② 피하조직의 건조를 예방한다.

③ 피부는 수분을 피부를 통해 끊임없이 외부 환경으로 소실시킨다.

④ 피부의 콜레스테롤 형태가 자외선을 받으면 비타민 D로 바뀌게 된다.

30. 다음 중 피부의 감각기능에 관한 내용이 아닌 것은?

① 피부에 분포된 신경종말부의 자극들에 따라 외부 환경의 상태를 감각할 수 있다.

② 일차적인 피부의 감각 기능으로는 통각, 촉각, 압각 등이 있다.

③ 신경종말부 감각수용기는 손바닥과 발바닥에만 분포되어 있다.

④ 신경종말부 감각수용기는 손끝에 분포밀도가 높다.

31. 다음 중 피부의 기능에 대한 내용으로 연결이 올바르지 않은 것은?

① 보호기능-피부에 분포된 신경종말부의 자극들에 따라 외부 환경의 상태를 계속해서 감지할 수 있다.

② 감각기능-통각, 촉각, 압각 등이 있다.

③ 항상성 기능-수분과 전해질의 상실을 막고 피하조직의 건조를 예방한다.

④ 체온조절-음식물의 대사 결과로 발생한 열을 방출한다.

32. 다음 중 피부의 부분에 대한 내용으로 연결이 올바르지 않은 것은?

① 각질층-수분의 상실이나 투입을 막으며, 손상이 없을 시 병원체와 대부분의 화학물질의(삭제하지 말고 그대로 가주세요) 투입을 막는다.

② 기저층-계속적인 유사분열이 새로운 세포를 생성하고 표면으로 올린다.

③ 콜레스테롤-자외선 노출이 되면 비타민D로 전환된다.

④ 가시층-기저층에 영양을 공급하는 모세혈관을 가지고 있다.

33. 다음 중 표피의 각질형성세포 층에 대한 내용 중 연결이 올바르지 않은 것은?

① 각질층-표피의 가장 바깥층으로 각화되는 세포층

② 투명층-죽어있는 핵이 없는 세포들이 있는 층이다.

③ 가시층-가장 얇은 세포층으로 외부의 이물질을 막는 역할을 한다.

④ 기저층-각질형성세포와 색소형성세포가 자리하고 있다.

34. 다음 중 인체를 보호하는 방어기능으로써 인체의 손상에 따른 부작용에 대응하여 외부의 이물질이 체내로 침입했을 때 일어나는 보호 작용은?

① 염증 ② 재생 ③ 면역 ④ 감염

35. 다음 중 진피에 관한 내용으로 올바르지 않은 것은?

① 진피는 표피에 영양을 공급한다.

② 진피는 수분을 저장할 뿐 아니라 체온을 조절한다.

③ 진피는 감각을 느끼고 피부를 재생하는 기능이 있다.

④ 진피는 표피와는 달리 피부 탄력과는 관계가 없다.

36. 다음 중 진피에 관한 내용으로 올바르지 않은 것은?

① 진피는 섬유아세포로 비만세포와 림프구를 포함하고 있어 상처치유를 촉진한다.

② 진피의 림프조직 신경조직, 혈관조직은 피부의 항상성 유지에 중요하다.

③ 진피의 상부층 부분을 망상층이라고 하는데 이는 표피의 기저층에 영양분을 공급한다.

④ 진피는 표피에 영양을 공급하며 보호하고, 수분을 저장할 뿐 아니라 체온을 조절하며 감각을 느끼고, 피부를 재생한다.

37. 다음 중 〈보기〉에 대한 내용으로 올바른 것은?

〈보기〉

인체의 손상에 따른 부작용에 대응하여 인체를 보호하는 방어기능으로써 외부의 이물질이 체내로 침입했을 때 보호하기 위한 작용

① 면역 ② 감염 ③ 염증 ④ 재생

38. 다음 중 〈보기〉에 관한 내용으로 올바른 것은?

〈보기〉

삼출액이 증가함에 따라 조직의 백혈구 등 염증세포가 함께 증가하며, 이로 인해 백혈구는 죽은 조직들과 세균들을 탐식·제거하고 혈관 형성을 유도하면서 상처치유에 도움을 주는 상처치유의 발판이 되는 반응

① 대식세포반응 ② 혈관성반응 ③ 세포성반응 ④ 단백질반응

39. 다음 중 면역에 관한 내용으로 올바르지 않은 것은?

① 악성세포의 증식과 확산을 막는 능력을 갖추는 것을 말한다.
② 외부의 이물질이 체내로 침입했을 때 몸을 보호하기 위한 작용이다.
③ 박테리아나 바이러스 등의 병원균을 중화시키고 파괴한다.

타투위생학

④ 내인성 단백질의 공격에 대한 저항력을 기른다.

40. 다음 〈보기〉에서 면역에 관한 내용을 고르시오.

〈보기〉

a. 박테리아나 바이러스 등 병원균을 중화시키고 파괴한다.

b. 내인성 단백질의 공격에 대한 저항력을 기른다.

c. 다른 생체의 세포 및 장기를 수용하거나 거부한다.

d. 섬유아세포가 증식하며 새로운 조직을 만들어 콜라겐 복합체를 형성
한다.

① a, b ② c, d ③ a, c ④ b, d

41. 대부분 중년 이후에 면역성 건강문제가 다른 질병보다 많이 발생하
며 빈도와 중증도는 노인층에서 더 심해진다. 다음 중 면역반응에
영향을 주는 연령 요인에 관한 내용이 아닌 것은?

① 고연령화에 따라 면역반응을 담당하는 세포의 생성이 저하
된다.

② 비정상 세포에 대한 감시 능력 저하로 암 발생률도 증가된다.

③ 신체적으로 위액 분비와 운동도 저하되어 감염에 약해진다.

④ 고연령화에 따라 질환에 대한 정신적 방어 능력은 강화된다.

42. 다음 중 면역반응에 영향을 주는 요인이 아닌 것은?

① 연령 ② 성별 ③ 영양 ④ 인종

43. 다음 중 면역반응에 영향을 주는 성별 요인에 관한 내용이 아닌 것은?

① 남성호르몬은 T림프구의 활동을 조정한다.

② 성호르몬은 면역반응에 관여한다.

③ 에스트로겐은 면역세포의 활동을 조정한다.

④ 안드로겐은 면역억제 세포를 생성한다.

44. 다음 중 면역반응에 영향을 주는 영양 요인에 관한 내용은?

① 면역반응을 위해서는 적절한 영양 상태 유지가 중요하다.

② 단백질 저하나 비타민 결핍은 DNA합성에 지장을 준다.

③ 비타민은 면역세포의 증식과 성숙을 조절한다.

④ 감염이나 심한 질병 기간에는 영양 요인의 중요도가 낮아진다.

45. 다음 〈보기〉의 요인이 영향을 주는 반응은?

〈보기〉

신경과 내분비 기능 및 행동에 영향을 주어 자기 조절 능력에 관여하며,

임상적인 예로 행동요법, 이완요법, 심상요법, 바이오피드백, 유머, 최면 등이 면역반응에 영향을 준다.

① 심리-신체적 면역성 요인   ② 질병 요인
③ 약물복용 요인   ④ 연령과 성별에 따른 요인

46. 다음 중 심리-신체적 면역성 요인에 관련되지 않은 것은?

① 행동요법, 이완요법
② 유머, 최면 등이 면역반응에 영향을 준다.
③ 스트레스를 많이 받을수록 면역 기능은 저하된다.
④ 만성질환으로 인한 혈당조절장애

47. 다음 중 멸균에 사용되는 멸균제가 아닌 것은?

① E.O.가스   ② 고압증기   ③ 90% 알코올   ④ 과산화수소

48. 다음 중 소독의 장점에 대한 내용으로 올바르지 않은 것은?

① 직접적으로 인체에 무해하다.
② 간편하며 장소 불문 가능하다.
③ 높은 살균력의 효과가 있다.
④ 저렴한 금액으로 보급 용이하다.

49. 다음 중 〈보기〉에 대한 내용으로 올바른 것은?

〈보기〉

물과 기계적 마찰이나 세제를 사용하여 기구의 오염을 제거하는 과정

① 세척   ② 멸균   ③ 건조   ④ 소독

50. 다음 중 〈보기〉에 대한 내용으로 올바른 것은?

〈보기〉

물체 표면에 존재하는 세균의 아포를 제외한 미생물들을 사멸시키는 것

① 멸균   ② 세척   ③ 소독   ④ 오염제거

51. 다음 중 〈보기〉에 대한 내용으로 올바른 것은?

〈보기〉

모든 종류의 미생물과 세균의 아포까지 모든 것을 완전히 사멸시키는 것

① 멸균   ② 세척   ③ 소독   ④ 방부

52. 다음 중 오염제거에 대한 내용으로 올바른 것은?

① 미생물의 성장을 억제시키거나 병원성 미생물을 제거해 버리

는 것

② 물체 표면에 존재하는 세균의 아포를 제외한 미생물들을 사멸시키는 것

③ 기계적 마찰 또는 화학적 제재를 사용하여 닦는 것

④ 모든 종류의 미생물과 세균의 아포까지 완전히 사멸시키는 것

53. 다음 중 소독에 대한 내용으로 올바른 것은?

① 미생물의 성장을 억제시키거나 병원성 미생물을 제거해 버리는 것

② 물체 표면에 존재하는 세균의 아포를 제외한 미생물들을 사멸시키는 것

③ 기계적 마찰 또는 화학적 제재를 사용하여 닦는 것

④ 모든 종류의 미생물과 세균의 아포까지 완전히 사멸

54. 다음 중 멸균에 대한 내용으로 올바른 것은?

① 미생물의 성장을 억제시키거나 병원성 미생물을 제거해 버리는 것

② 물체 표면에 존재하는 세균의 아포를 제외한 미생물들을 사멸시키는 것

③ 기계적 마찰 또는 화학적 제재를 사용하여 닦는 것

④ 모든 종류의 미생물과 세균의 아포까지 완전히 사멸시키는 것

55. 다음 중 소독제에 대한 내용으로 올바르지 않은 것은?

① 병원성 미생물을 제거하기 위해 기구나 물품에 사용하는 약물이다.

② 열에 노출될 경우 손상을 받는 기구의 소독이나 피부소독에 주로 이용한다.

③ 기구 또는 물품 표면의 혈액, 진물 등을 물과 비누 또는 세정제로 닦아낸 후 사용해야한다.

④ 주로 생체조직에 사용하며 대개 조직손상을 막기 위해 희석시켜 사용한다.

56. 다음 중 소독에 관한 내용이 아닌 것은?

① 표면 증식성 병원균을 제거한다.

② 사용하는 물품을 무균상태로 만든다.

③ 일시적으로 감염위험을 제거한다

④ 병원성 미생물의 생활력을 파괴한다.

57. 다음 중 멸균에 관한 내용으로 올바르지 않은 것은?

① 병원성, 비병원성 모든 미생물을 파괴한다.

② 아포까지 99.9999% 미생물 사멸이 가능하다.

③ 손이 닿지 않는 표면 등 공간에 있는 모든 미생믈 살균이 가능

하다.

④ 저렴한 금액으로 보급이 용이하다.

58. 다음 중 소독에 관한 내용으로 올바르지 않은 것은?

① 아포의 사멸은 불가하지만 약 99% 미생물의 사멸이 가능하다.

② 자동제어가 가능하다.

③ 과정이 간편하며 장소를 불문하고 가능하다.

④ 직접적으로 인체에 무해하다.

59. 다음 중 소독의 장점이 아닌 것은?

① 직접적으로 인체에 무해하다.

② 저렴한 금액으로 보급이 용이하다.

③ 모든 표면을 사람이 직접 소독해야 한다.

④ 과정이 간편하며 장소를 불문하고 가능하다.

60. 다음 중 멸균에 대한 내용으로 올바르지 않은 것은?

① 손에 닿지 않는 표면은 적용이 불가하다.

② 자동제어가 가능하다.

③ 멸균제에 따라 멸균작동 중 인체에 유해하다.

④ 기기작동 및 관리를 위한 사용 가이드 교육과 숙지가 필요하다.

61. 다음 중 자외선 소독기에 대한 내용으로 올바르지 않은 것은?

① 자외선은 단백질을 응고시키며 소독 및 살균 작용이 있다.

② 사용이 간편하며 적은 비용으로 고효율의 살균 효과를 볼 수 있다.

③ 소독 물품에 손상을 주지 않아 다양한 기구와 물품, 비품에 유용하게 사용되고 있다.

④ 자외선 소독기 사용 시에는 자외선 노출로 인한 피부와 눈의 손상위험이 있다.

62. 다음 중 자외선 소독기로 소독이 가능한 물품으로 올바르지 않은 것은?

① 머신   ② 서플라이   ③ 잉크   ④ 잉크컵

63. 다음 중 살균제로 사용되는 알코올에 대한 내용으로 올바르지 않은 것은?

① 소독용으로 사용하는 알코올은 90%의 제품으로 사용한다.

② 알코올은 삼투력으로 미생물의 표면단백질을 파괴한 후 침투하여 살균한다.

③ 분무 방식으로 사용할 경우에는 흡입하지 않도록 주의해야 한다.

④ 작업 전후로 머신 및 서플라이 용품과 비품의 소독에 사용된다.

64. 다음 중 살균제로 사용되는 알코올의 살균력이 가장 높은 %는?

　　① 90% 알코올　② 70% 알코올　③ 100% 알코올　④ 50% 알코올

65. 다음 중 치아 염소산을 기반한 무독성의 제3세대 고수준 살균 소독 제는?

　　① 과산화수소　② 알코올　③ 과초산　④ 메디록스

66. 다음 중 멸균법의 종류가 아닌 것은?

　　① 고압증기　② 플라즈마　③ E.O가스　④ 자외선

67. 다음 중 121℃의 고압증기 멸균시스템 적용 시 적절한 멸균시간은?

　　① 20분　② 30분　③ 40분　④ 50분

68. 다음 중 132℃의 고압증기 멸균시스템 적용 시 올바른 멸균시간은?

　　① 3~5분　② 5~10분　③ 10~15분　④ 15~25분

69. 다음 중 고압증기 멸균기에 대한 내용이 아닌 것은?

　　① 빠르게 가열되어 멸균 대상물 속에 신속하게 침투, 짧은 시간 의 노출로 저항이 강한 박테리아의 아포까지 멸균한다.

　　② 멸균과정에서 잔여 독성 물질이 발생하지 않을 뿐 아니라 멸

균방법 중 가장 경제적이다.

③ 15파운드의 압력 아래 고온의 증기를 사용하여 멸균하는 방법이다.

④ 멸균제로는 과산화수소를 사용한다.

70. 고압증기 멸균기 내부에 소독물을 넣을 때 주의사항이 아닌 것은?

① 밀도 높게 쌓지 않아야 한다.

② 물품이 들어있는 용기들은 뚜껑을 잘 닫고 멸균시스템을 가동해야 한다.

③ 멸균 여부를 확인하기 위해 멸균 포와 멸균 봉투를 사용한 포장 후 인디케이터를 부착한다.

④ 인디케이터는 포장의 안쪽과 포장의 바깥쪽 모두에 적용한다.

71. 다음 중 E.O가스 멸균법에 관한 내용이 아닌 것은?

① 미생물에 E.O가스가 침투하여 세포 대사나 DNA 복제를 방해함으로써 균의 아포까지 완전히 사멸시키는 멸균법이다.

② 습도 40~60%로 멸균시간 4~6시간에 걸쳐 멸균시스템이 진행된다.

③ 고온·고습·고압을 필요로 하지 않으므로 물품에 손상을 주지 않는다.

④ 플라스틱 및 고무 제품, 내시경 등 열과 습기에 취약한 기구들의 멸균은 어렵다.

72. **고압증기 멸균기를 사용한 멸균시스템 적용이 가능한 용품이 아닌 것은?**

① 로터리 머신과 서플라이   ② 코일머신과 트레이
③ 바늘과 그립   ④ 우드스틱과 바셀린

73. **다음 중 멸균 물품 보관장에 대한 내용이 아닌 것은?**

① 창문, 통풍구와 가까운 곳에 있어야 한다.
② 반드시 타투이스트들만 다룰 수 있도록 제한해야 한다.
③ 환기가 잘 되고, 청소가 용이해야 한다.
④ 온도와 습도가 적절하게 유지 가능해야 한다.

74. **다음 중 저온 플라즈마 멸균법의 내용이 아닌 것은?**

① 무독성이지만 강한 산성을 가진 특징으로 광범위한 병원균의 멸균이 가능하다.
② 열과 습도에 민감한 기기들의 멸균에 사용된다.
③ 멸균제로 과산화수소를 사용한다.
④ 우드 스틱과 작업 티슈의 멸균이 가능하다.

75. 다음 중 저온 플라스마 멸균기에서 멸균이 가능한 용품은?

① 일회용 우드 스틱 ② 일회용 스포이드

③ 잉크컵 ④ 잉크컵 거치대

76. 다음 중 멸균기 관리에 관한 내용으로 올바르지 않은 것은?

① 모든 종류의 멸균기는 연 1회 정기 점검을 실시한다.

② 기계·물리적 모니터링으로 멸균기의 성능을 확인하여 멸균
이 끝난 후 기기에서 발행되는 차트나 출력물을 점검한다.

③ 매일 첫 사이클에서는 포장 겉면에 부착하는 인디케이터를
사용하여 멸균기가 비워진 상태에서 멸균 시스템을 적용하여
결과를 확인한다.

④ 화학적 모니터링과 생물학적 모니터링은 연 1회 정기 점검과
함께 실시한다.

77. 다음 중 저온 플라즈마 멸균법에 관한 내용이 아닌 것은?

① 멸균시간은 30~50분이다.

② 멸균제는 에틸렌옥사이드를 사용한다.

③ 무독성, 환경 친화성 멸균법이다.

④ 별도의 설비가 필요하지 않다.

78. 다음 중 멸균기 내부의 물품 적재에 관한 내용으로 올바르지 않은 것은?

① 고압증기 멸균키에서는 스팀이 통과할 때 저항이 적도록 멸균 물품을 적재할 때 세워서 적재하고 배열해야 한다.

② 고압증기 멸균키에서 직물과 기구를 동시에 멸균할 때는 직물은 상단에, 머신 및 용품은 하단에 적재한다.

③ 모든 멸균기에서 파우치에 멸균 물품을 포장한 경우에는 세워서 적재해야 하며, 비닐-종이-비닐-종이의 순으로 배열하여 비닐과 비닐 면이 접촉되어 멸균을 방해하지 않도록 해야 한다.

④ 고효율로 멸균 시스템을 활용하기 위하여 물품의 적재는 최대한 많은 양을 채우는 것이 좋다.

79. 다음 중 E.O가스 멸균의 설치에 관한 내용이 아닌 것은?

① 스팀 공급 시설   ② 가스 배기 설비
③ 유출 사고 대비 안전설비   ④ 수도시설

80. 다음 중 멸균된 기구의 보관에 관한 내용으로 올바르지 않은 것은?

① 멸균된 기구와 물품은 오염과 손상의 방지를 위해 멸균품 보관 장소에 보관한다.

② 포장된 멸균기구 및 물품은 통풍을 위해 파우치를 열어 두어야 한다.

③ 효기간이 지나지 않도록 선입·선출 관리를 하며 유효기간이 지난 기구 및 물품을 다시 수거하여 폐기하거나 재멸균한다.

④ 디케이터가 떨어져 멸균날짜를 확인할 수 없는 물품과 습기가 차 있거나 파우치가 뜯어진 기구 및 물품은 사용하지 않는다.

81. 다음 중 코일 머신의 장점에 대한 내용으로 올바르지 않은 것은?

① 코일의 자기장을 이용하여 직선 왕복 운동으로 바늘을 움직여 강한 힘을 가지고 있다.

② 사용 중에 세팅 값이 변한다.

③ 사용자에게 맞추거나 개성에 맞게 커스텀 하기 좋다.

④ 부분적으로 부품의 교체가 가능하다.

82. 다음 중 〈보기〉에 관한 내용의 멸균법은?

〈보기〉

과산화수소에서 생성된 강력한 침투력을 가진 플라즈마가 멸균이 필요한 기기가 포장된 파우치 속으로 유입되어 물품에 존재하는 미생물들에 산화 반응을 일으키게 되며, 이러한 반응에 의해 미생물들이 멸균된다. 섬세한 기기의 멸균에도 사용이 용이하다.

① 저온플라즈마멸균 ② 고압증기멸균

③ 감마멸균 ④ E.O가스멸균

83. 다음 중 지혈 · 염증 단계에 대한 설명으로 가장 올바른 것은?

① 상처 부위에서 섬유아세포가 증식한다.

② 상처 부위의 혈관 수축과 섬유소 침전, 혈전 형성으로 출혈이
멎게 된다.

③ 상처의 상태에 따라 육아조직이 과하게 형성되어 상처 부위
가 주변 피부보다 솟아오르기도 한다.

④ 콜라겐의 합성이 최대로 증가한다.

84. 다음 중 지혈 · 염증 단계에 대한 설명으로 가장 올바른 것은?

① 섬유아세포가 증식하며 새로운 조직을 만들어 콜라겐 복합체
를 형성한다.

② 콜라겐의 합성이 최대로 증가한다.

③ 피브린이라는 섬유소의 덩어리가 생기며 상처 부위에 엉겨
붙어서 굳고, 딱지가 생기게 된다.

④ 혈관 생성의 진행이 정지되면서 상처 부위의 모세혈관 밀도
도 감소한다.

85. 다음 중 손상된 피부의 정상적인 자연 치유 과정의 순서로 올바른 것은?

<보기>

ㄱ. 증식성 단계 ㄴ. 지혈·염증 단계 ㄷ. 성숙 단계

① ㄴ-ㄱ-ㄷ   ② ㄱ-ㄴ-ㄷ   ③ ㄷ-ㄴ-ㄱ   ④ ㄴ-ㄷ-ㄱ

86. 다음 중 지혈 · 염증 단계에 대한 설명으로 옳지 않은 것은?

① 피브린이라는 섬유소의 덩어리가 생긴다.

② 혈액 안에 존재하고 있는 혈액을 굳게 하는 응고인자들을 활성화시켜 혈소판 작용을 유도한다.

③ 콜라겐의 합성이 최대로 증가함으로 인해 반흔이 형성되고 붉게 튀어나온다.

④ 상처 부위의 혈관 수축과 섬유소 침전, 혈전 형성으로 출혈이 멎게 된다.

87. 다음 중 혈관성 반응에 대한 설명으로 가장 올바른 것은?

① 혈류량이 감소하면서 혈관 투과성이 증가한다.

② 손상된 혈관에서 히스타민이 빠져나와 혈관의 수축 과정이 시작된다.

타투위생학

③ 손상된 혈관에서 히스타민이 빠져나와 혈관의 이완 과정이
시작된다.

④ 혈류량이 늘어나면서 혈관 투과성이 감소한다.

88. 다음 중 혈관성 반응에 대한 설명으로 가장 올바른 것은?

① 혈류량이 늘어나면서 혈관 투과성이 증가한다.

② 혈류량이 줄어들면서 혈관 투과성이 감소한다.

③ 삼출액이 증가함에 따라 조직의 백혈구 등 염증세포가 함께
증가하게 된다.

④ 손상된 혈관에서 히스타민이 빠져나와 혈관의 수축 과정이
시작된다.

89. 다음 중 세포성 반응에 대한 설명으로 가장 올바른 것은?

① 삼출액이 감소함에 따라 조직의 백혈구 등 염증세포가 함께
감소하게 된다.

② 백혈구는 죽은 조직들과 세균들을 탐식·제거하고 혈관 형성
을 유도하면서 상처 치유에 도움을 준다.

③ 적혈구는 죽은 조직들과 세균들을 탐식·제거하고 혈관 형성
을 유도하면서 상처 치유에 도움을 준다.

④ 섬유아세포를 만들어내어 상처 치유의 발판이 된다.

90. 다음 중 세포성 반응에 대한 설명으로 가장 올바른 것은?

① 혈장 이동을 통하여 혈장단백질과 백혈구 등이 혈관 밖으로 빠져나온다.

② 히스타민이라는 물질이 빠져나와 혈관의 이완 과정이 시작된다.

③ 백혈구 등이 혈관 밖으로 빠져나와서 손상 부위에 삼출액이 모이는 반응이다.

④ 염증세포는 이물에 대한 면역 반응 외에 콜라겐의 합성과 생성에도 관여한다.

91. 다음 중 피브린에 대한 설명으로 가장 올바른 것은?

① 신체의 여러 조직을 연결하며 건이나 근초를 구성하는 세포

② 단백질 분해효소가 혈장 중에 녹아 있는 피브리노겐에 작용하면 생기는 불수용성의 단백질.

③ 국소 복원의 단계에서 가장 중요한 역할을 하는 새로운 조직

④ 염증이 시작되는 시기에 반응하는 식세포의 일종.

92. 다음 중 섬유소 그물망에 대한 설명으로 가장 올바른 것은?

① 신체의 여러 조직을 연결하며 건이나 근초를 구성한다.

② 손상된 피부 표면이 회복을 위해 다시 증식하는 것.

③ 몸의 표면이나 체강, 장기의 내부 표면을 덮는 조직

④ 혈소판과 더불어 손상된 부위에 엉겨 붙어서 안정된 혈전을 형성함.

93. 다음 중 증식성 단계에 대한 설명으로 가장 올바른 것은?

① 피브린이 생기며 상처 부위에 엉겨 붙어서 굳는다.

② 상처 부위에서 섬유아세포가 증식하며 새로운 조직을 만든다.

③ 상처 부위의 혈관 수축과 섬유소 침전, 혈전 형성으로 출혈이 멎게 된다.

④ 염증 세포들이 사라지며 그 후 혈관 생성의 진행이 정지된다.

94. 다음 중 육아조직에 대한 설명으로 가장 올바른 것은?

① 국소 복원의 단계에서 가장 중요한 역할을 하는 새로운 조직 이다.

② 손상된 피부 표면이 회복을 위해 다시 증식하는 것.

③ 몸의 표면이나 체강, 장기의 내부 표면을 덮는 조직을 말함.

④ 결합조직, 근육조직, 신경조직과 더불어 동물의 네 가지 기본 조직에 속한다.

95. 다음 중 이물의 처리 과정으로 옳지 않은 것은?

① 대식세포나 호중구 등의 식세포에 섭취되는 식작용이라고 한다.

② 항원이 체내에 침입했을 시 잡아먹거나 독소를 분비하여 파괴할 수 있다.

③ 손상된 피부 표면이 회복을 위해 다시 증식하는 것이다.

④ 자극이 약한 경우 림프관에 들어가 운반된다.

96. 다음 중 대식세포에 대한 설명으로 가장 올바른 것은?

① 지정된 장기에만 고정되어 식작용을 한다.

② 신체의 여러 조직을 연결하며 건이나 근초를 구성한다.

③ 이물을 먹고 소화하는 작용을 하는 백혈구의 한 유형이다

④ 항원이 체내에 침입했을 시 잡아먹을 수 있지만 파괴할 수는 없다.

97. 다음 중 대식세포에 대한 설명으로 가장 올바른 것은?

① 유해 외부 입자, 세균, 그리고 죽은 세포를 포식하여 몸을 보호하는 세포.

② 척추동물의 선천 면역을 담당하면서도, 후천면역 과정에도 영향을 끼친다.

③ 단백질 분해효소가 혈장 중에 녹아 있는 피브리노겐에 작용
하면 생기는 불수용성의 단백질

④ 혈액 일부가 굳어져서 생긴 혈액응괴

98. 다음 중 이물의 처리가 아닌 것은?

① 융해   ② 흡수   ③ 식작용   ④ 재생

99. 다음 중 타투 작업 시 적절한 침습의 깊이에 대한 내용으로 옳은 것
은?

① 진피층 하부, 피하지방 상부

② 표피의 기저층 아래, 진피층 상부

③ 표피의 각질층

④ 진피층 중부

100. 다음 중 각 신체 부위의 작업 시 적절한 침습을 위해 고려해야 하
는 부분으로 옳지 않은 것은?

① 피부 두께   ② 자연적 텐션

③ 인위적인 텐션   ④ 바늘의 두께

101. 다음 중 타투 작업 시 적절한 침습의 깊이로 옳은 것은?

① 0.5-1.2mm ② 2-5mm ③ 4-5mm ④ 0.1-0.3mm

102. 다음 중 타투 작업에서의 면역 반응의 내용으로 옳은 것은?

① 진피 하부로 타투 잉크가 주입된다.

② 타투 잉크가 주입되면서 손상을 입은 세포들이 림프 신호를 보내게 된다.

③ 잉크 분자를 발견한 대식세포는 잉크 분자를 삼키지 않고 지나친다.

④ 대식세포가 처리하기에는 잉크 분자의 크기가 크고 다량 침투되어 있다.

103. 다음 중 잉크의 안착을 방해하는 반응들에 대한 내용으로 옳지 않은 것은?

① 타투 작업 중 출혈과 함께 잉크 일부가 빠져나가는 경우

② 진피의 잉크가 반복적으로 다른 광원에 노출되는 경우

③ 작은 잉크의 분자 일부가 혈관 시스템을 통해 침습 부위를 벗어나는 경우

④ 자외선 차단제를 수시로 바르는 경우

104. 다음 중 작업 결과물의 선명도는 작업 직후의 선명도와는 점차 다른 모습을 띠게 되는데 이유에 대한 내용으로 옳지 않은 것은?

① 태양복사에 반복적으로 노출될 경우

② 체내에서 면역 반응으로 처리해 내지 못하는 경우

③ 자외선에 반복적으로 노출될 경우

④ 시간의 흐름에 따라 피부 노화로 인한 경우

105. 다음 중 타투 작업으로 손상된 인체의 첫 번째 보호막인 피부를 정확하고 빠르게 재건해야 하는 이유에 대한 내용으로 옳지 않은 것은?

① 혈액의 손실을 막기 위해

② 체액의 손실을 막기 위해

③ 딱지가 빨리 생성되는 걸 막기 위해

④ 열려있는 피부로 침입하는 감염원을 막기 위해

106. 다음 중 타투 작업 후 피부의 회복에서 중요한 점으로 옳은 것은?

① 스킬적으로 작업 중 데미지를 줄여야 한다.

② 작업 중 데미지는 상관없이 타투 작업 후 관리가 중요하다.

③ 피부의 회복을 위해서 딱지를 주기적으로 제거해주어야 한다.

④ 피부의 회복을 위해 타투 작업을 받은 곳은 물이 닿지 않도록
   한다.

107. 다음 중 작업 중에서 발생한 심한 데미지로 인해 발생할 수 있는
   내용으로 옳은 것은?
   ① 피부의 면역 반응으로 두꺼운 딱지가 생성된다.
   ② 피부의 면역 반응으로 잉크 안착에는 방해가 될 수 없다.
   ③ 심한 데미지로 인해 잉크가 진하게 남는다.
   ④ 심한 데미지로 인해 탈각이 빨리 이루어진다.

108. 다음 중 타투 작업장에서 사용 가능한 플라즈마 멸균기에 대한 내
   용으로 옳지 않은 것은?
   ① 비 의료기관 전용 모델이다.
   ② 표면 멸균만이 가능하다.
   ③ 멸균 파우치를 사용해야 한다.
   ④ 멸균시간을 포함한 총 동작 시간이 8분 정도 소요된다.

109. 중 타투 작업장에서 사용하는 플라즈마 멸균기에 대한 내용으로
   옳은 것은?
   ① 고압증기에 노출하여 멸균한다.

② 나무, 천 등의 흡수제에는 적용이 어렵다.

③ 1950년대에 개발되었다.

④ 표면 멸균과 내부 멸균이 가능하다.

110. 다음 중 타투 작업장에서 사용하는 플라즈마 멸균기에서 사용할
수 있는 용품에 대한 내용으로 옳지 않은 것은?

① 머신   ② 서플라이   ③ 잉크컵   ④ 바늘

111. 다음 중 염증의 5대 지후가 아닌 것은?

① 발적   ② 오한   ③ 열감   ④ 통증

112. 다음 중 발적에 대한 설명으로 옳은 것은?

① 혈류 증가로 인하여 적색을 띠게 된다.

② 혈장 성분이 혈관 외로 삼출되어 붓기가 생긴다.

③ 체내의 열이 표면으로 이동하여 열이 발생한다.

④ 화학 매개체의 자극에 의해 통증이 유발된다.

113. 다음 중 열감에 대한 설명으로 옳은 것은?

① 혈류 증가로 인하여 적색을 띠게 된다.

② 혈장 성분이 혈관 외로 삼출되어 붓기가 생긴다.

③ 체내의 열이 표면으로 이동하여 열이 발생한다.

④ 화학 매개체의 자극에 의해 통증이 유발된다.

114. 다음 중 통증에 대한 설명으로 옳은 것은?

① 혈류 증가로 인하여 적색을 띠게 된다.

② 혈장 성분이 혈관 외로 삼출되어 붓기가 생긴다.

③ 체내의 열이 표면으로 이동하여 열이 발생한다.

④ 화학 매개체의 자극에 의해 통증이 유발된다.

115. 다음 중 붓기에 대한 설명으로 옳은 것은?

① 혈류 증가로 인하여 적색을 띠게 된다

② 혈장 성분이 혈관 외로 삼출되어 붓기가 생긴다.

③ 체내의 열이 표면으로 이동하여 열이 발생한다.

④ 화학 매개체의 자극에 의해 통증이 유발된다.

116. 다음 중 〈보기〉의 □에 들어갈 말로 옳은 것은?

〈보기〉

타투는 정상적으로 생체에서는 존재하지 않아야 하는 이물이 피부에

침투하는 것이다. 건강한 신체라면 당연하게 □가 반응하게 된다.

① 분해효소 ② 식작용 ③ 면역 체계 ④ 대식세포

117. 다음 중 염증의 진행 과정이 아닌 것은?

① 세포손상 ② 혈관확장

③ 체온저하 ④ 모세혈관 투과성 증가

118. 다음 중 염증의 임상 증상 중 전신 증상에 대한 설명으로 옳지 않은 것은?

① 식욕 증진 ② 피로 ③ 쇠약 ④ 발열

119. 다음 중 염증의 임상 증상 중 국소적 증상 대한 설명으로 옳지 않은 것은?

① 혈관 팽창 ② 충혈 ③ 삼출 ④ 신경 마비

120. 다음 중 급성 염증 원인으로 옳은 것은?

① 세균, 흡연 ② 비만, 스트레스

③ 바이러스, 스트레스 ④ 세균, 바이러스

121. 다음 중 만성 염증 원인으로 옳은 것은?

① 바이러스, 세균 ② 미세먼지, 흡연

③ 비만, 세균 ④ 미세먼지, 비만

122. 다음 중 급성 염증의 증상으로 옳지 않은 것은?

① 부종 ② 열 ③ 통증 ④ 병이 나타나기 전까지 큰 증상 없음

123. 다음 중 멸균 방법으로 옳지 않은 것은?

① 고압증기 멸균법 ② E.O 가스 멸균법

③ 고온 지압 멸균법 ④ 저온 플라즈마 멸균법

124. 다음 중 고압증기멸균법에 사용이 가능한 타투 용품으로 옳은 것은?

① 서플라이 ② 펜머신 ③ 메탈그립 ④ 로터리머신

125. 다음 중 E.O 가스 멸균법의 설명으로 옳지 않은 것은?

① 화학적 멸균이라고도 한다.

② 저온 멸균이라고도 한다.

③ 균의 아포까지 완전히 사멸시킨다.

④ 멸균시간 30분에 걸쳐 진행된다.

126. 다음 중 저온 플라즈마 멸균법의 설명으로 옳은 것은?

① 과산화수소를 사용하는 멸균법이다.

② 이산화탄소를 사용하는 멸균법이다.

③ 산소를 사용하는 멸균법이다.

④ 염화나트륨을 사용하는 멸균법이다.

127. 다음 중 저온 플라즈마 멸균법의 설명으로 옳은 것은?

① 무독성이지만 강한 산성이 있다.

② 유독성이지만 강한 산성은 없다.

③ 무독성이면서 강한 산성도 없다.

④ 유독성이면서 강한 산성도 있다.

128. 다음 중 저온 플라즈마 멸균법의 장점으로 옳은 것은?

① 고온, 고압에 약한 플라스틱 재질의 기구에 적합하다.

② 고온, 고압에 강한 스테인레스 재질의 기구에 적합하다.

③ 인체에 해는 없으나 환경문제가 된다.

④ 환경문제는 없으나 인체에 해가 된다.

129. 다음 중 저온 플라즈마 멸균법에 사용하기 적합한 타투 용품으로 옳은 것은?

① 멸균되어 생산하는 바늘 ② 멸균되어 생산하는 팁

③ 클립코드 ④ 그립

130. 다음 중 멸균의 관리에 설명으로 옳은 것은?

① 연 1회 정기 점검을 실시한다.

② 연 20회 이상 정기 점검을 실시한다.

③ 멸균이 끝난 후 기기에서 발행되는 차트나 출력물은 바로 폐기한다.

④ 기계적, 물리적 모니터링은 의미가 없다.

131. 다음 중 멸균된 기구의 보관에 관한 설명으로 옳은 것은?

① 멸균품 보관 장소는 없어도 된다.

② 유효기간이 지나도 된다.

③ 습기가 차 있을 때까지 보관 후 사용한다.

④ 운반 시 운반 카트 또는 손, 의복이 젖어서 오염되지 않게 한다.

132. 다음 중 E.O가스멸균의 장점으로 옳은 것은?

① 강한 침투력 ② 저렴한 비용

③ 열, 습도에 민감한 기기 멸균가능 ④ 섬유질 멸균 가능

133. 다음 중 타투작업 에 사용하는 잉크에 관한 특징으로 옳지 않은 것은?

① 액체에 수용성이 없는 안료의 현탁액이다.

② 모든 잉크는 FDA 승인을 받은 정품잉크만 사용한다.

③ 잉크를 보관하는 장소는 5℃ 이하의 온도에서 보관해야 한다.

④ 잉크를 개봉한 시점부터 12개월의 사용 기간이 정해져 있다.

134. 다음 중 클린솝의 용도와 사용방법에 관한 설명으로 옳지 않은 것은?

① 타투 작업 중 작업 후 타투 작업 부위를 깨끗하게 닦는 용도이다.

② 멸균증류수 또는 정제수와 5:5(솝) 비율로 섞어서 사용한다.

③ 작업 후 정제수와 믹스(mix) 된 솝은 모두 폐기해야 한다.

④ 클리솝을 믹스(mix)할 때 사용하는 거품기 또는 분무기는 사용전 UV소독기에 15분 이상 소독 후 사용한다.

135. 다음 중 타투 작업에 사용한 바늘을 버리는 방법으로 옳은 것은?

① 작업이 끝난 뒤 머신에서 분리한 바늘은 일반 쓰레기로 버려야 한다.

② 머신에서 분리한 바늘은 플라스틱 재질의 손상성 폐기물 박스에 폐기해야 한다.

③ 바늘의 종류에 따라서 재활용품으로 분리하여 버려야 한다.

④ 사용한 바늘의 개수에 따라서 분리하여 버려야 한다.

136. 다음 중 타투용품 중 그립에 관한 설명으로 옳지 않은 것은?

① 코일머신과 로터리머신을 사용할 때 필요한 결합부품이다.

② 장바늘을 사용하기 위하여 필요한 부품이다.

③ 다양한 굵기와 재질로 기호에 따라서 선택하여 사용한다.

④ 타투 머신과는 별개의 결합 부품이다.

137. 다음 중 타투 작업에 사용하는 잉크의 관리법으로 옳지 않은 것은?

① 잉크는 20~25℃의 온도에서 보관한다.

② 개봉날짜로부터 12개월 뒤에 폐기하여야 한다.

③ 사용 시 뚜껑을 알코올로 닦아낸 후 사용해야 한다.

④ 직사광선이 잘 드는 곳에서 보관해주어야 한다.

138. 다음 중 타투 작업시 사용하는 앞치마에 관한 설명으로 옳지 않은 것은?

① 매 작업당 폐기가 가능한 일회용 앞치마를 사용한다.

② 작업이 끝난 후 가장 마지막에 벗어 폐기한다.

③ 소매와 팔을 보호할 수 있도록 소매가 긴 가운과 장갑을 착용해야 한다.

④ 작업 필드에서 벗어날 때에는 벗어두고 움직여야 한다.

139. 다음 중 작업 침대와 작업 의자에 관한 설명 중 옳지 않은 것은?

① 작업 침대는 흔들림이 없고, 피 작업자가 부동자세를 유지하기 편해야 한다.

② 작업 의자는 높이조절이 가능하고, 작업 포지션 변경이 가능해야 한다.

③ 한 가지 종류의 침대만 있으므로 쿠션을 사용하여 피 작업자의 자세를 변경해주어야 한다.

④ 작업 시 일회용 배드마스킹 및 일회용 커버를 사용하여 커버링 해주어야 한다.

140. 다음 중 타투 용품의 보관방법에 대하여 옳지 않은 것은?

① 머신커버와 클립코드 슬리브, 그립테이프는 UV소독기 안에 보관한다.

② 타투 용품은 작업 중 직접 접촉되지 않은 부분은 멸균상태이므로 소독 없이 보관한다.

③ 작업이 종료되면 사용한 용품들을 모두 닦아준 뒤, UV소독기를 사용하여 소독한다.

④ 클립코드/RCA, 풋스위치는 단선되거나 끊어지지 않도록 말아서 보관한다.

141. 다음 중 스탠드의 특징과 관리방법에 대하여 옳지 않은 것은?

① 타투 작업에 직접 접촉되지 않으니 알코올 소독만 진행한다.

② 이동 및 소독과 정리가 용이한 장스탠드이다.

③ 타투 작업에 지장이 없도록 스탠드 컨디션을 관리해주어야
   한다.

④ 각도 조절이 다각도로 조절 가능한 것이어야 한다.

142. 다음 중 타투 작업 시 잉크를 사용방법으로 옳지 않은 것은?

① 사용 전, UV 소독기를 사용하여 소독 후 사용한다.

② 깨끗한 타월을 덮은 채로 뚜껑을 열고 사용해야 한다.

③ 잉크는 잉크컵에 닿지 않게 따라야 한다.

④ 잉크 사용후, 뚜껑을 닫은 후 알코올로 바로 닦아야 한다.

143. 다음 중 잉크를 보관하는 적정 보관온도로 옳은 것은?

① 0~5℃ ② 10~15℃ ③ 20~25℃ ④ 40~45℃

144. 다음 중 타투 작업시 앞치마를 사용하는 이유로 옳지 않은 것은?

① 피 작업자의 혈액과 삼출물로부터 작업자를 보호하기 위하
   여 사용한다.

② 피 작업자와 다른 피 작업자 간의 교차 감염이 발생하지 않

도록 사용한다.

③ 잉크와 바셀린 등으로 작업자가 오염되지 않도록 사용한다.

④ 작업이 끝난 후, 정리를 쉽게 하기 위하여 사용한다.

145. 다음 중 일회용 커버 제품을 사용할 때 주의해야 할 점으로 옳지 않은 것은?

① 매 작업마다 새로 준비해야 하며 일회용 커버링 제품을 사용해야 한다.

② 일회용 커버링전, 살균제를 먼저 사용하여 소독을 진행해야 한다.

③ 작업대의 옆면까지 신경 써서 커버링 해주어야 한다.

④ 작업 침대의 윗면만 커버하여 사용한다.

146. 다음 중 바늘을 사용 전 꼭 체크해야 하는 것으로 옳지 않은 것은?

① 멸균 캡슐의 밀봉 상태

② 바늘의 브랜드

③ 바늘의 사용기간 날짜

④ 캡슐의 내부 또는 뒷면에 있는 E.O 멸균제품 표시 또는 indicator

147. 다음 중 보기에 관한 바늘의 종류로 옳은 것은?

<보기>

① RL ② RS ③ M1 ④ RM

148. 다음 중 바늘의 코드에 있는 정보 중 표기되지 않은 것은?

① 바늘 개당 직경 ② 바늘의 개수

③ 바늘의 멸균여부 ④ 바늘의 모양

149. 다음 중 타투 잉크에 관한 특징으로 옳은 것은?

① 타투 잉크의 액체는 바인더와 용매의 두 가지 요소로 구성
   된다.

② FDA 승인을 받은 정품잉크는 방부제 첨가가 금지된다.

③ 개봉하지 않은 잉크는 멸균상태임으로 유통기한이 없다.

④ 잉크를 보관하는 장소는 5℃ 이하의 온도에서 보관해야 한다.

150. 다음 중 클린솝에 관한 설명으로 옳은 것은?

   ① 타투 작업 부위의 발적과 부종을 완화하고 진정 효과가 있다.

   ② 작업 전 피부를 소독하는 효과가 있다.

   ③ 바늘에 묻은 잔여 잉크를 세척하는 효과가 있다.

   ④ 타투 작업 후 관리에 사용된다.

151. 다음 중 클린솝을 믹스(mix)하기 위해 사용하기 위한 용품으로 옳은 것은?

   ① 알코올 ② 수돗물 ③ 정수물 ④ 멸균증류수

152. 다음 중 일회용 앞치마를 사용하는 방법으로 옳지 않은 것은?

   ① 개방된 부분을 안쪽으로 하여 어깨 부분을 잡고 착용한다.

   ② 장갑을 착용한 후 소매 고리를 엄지에 끼운다.

   ③ 앞치마를 벗을 때에는 오염된 면이 안쪽으로 향하도록 말아서 벗는다.

   ④ 작업이 끝난 후 장갑을 벗기 전에 앞치마를 먼저 벗어 폐기한다.

153. 다음 중 파워서플라이에 직접 연결하지 않는 타투 용품으로 옳지
않은 것은?

① 클립코드 ② 풋스위치 ③ 그립 ④ RCA

154. 다음 중 쿠션을 사용하는 방법으로 옳지 않은 것은?

① 사용 전 알코올로 소독 후 래핑 하여 사용해야 한다.

② 작업이 끝난 뒤에는 알코올과 UV 램프를 사용하여 소독
한다.

③ 건조하고 통풍이 잘되는 보관장에서 보관한다.

④ 작업이 끝난 뒤 바로 세탁하여 보관한다.

155. 다음 중 작업 침대를 관리하는 방법으로 옳지 않은 것은?

① 작업 침대의 높이는 항상 높게 유지해주어야 한다,

② 주기적으로 UV 등을 사용한 소독을 해야 한다.

③ 작업 시 일회용 배드마스킹 및 커버를 사용하여 커버링 해
야 한다.

④ 작업 침대는 흔들림이 없도록 컨디션을 관리해주어야 한다.

156. 다음 중 UV 소독기 안에 보관하는 타투 용품으로 옳지 않은 것은?

① 클립코드 슬리브 ② 잉크컵 ③ 거품기 ④ 바늘

157. 다음 중 ( ) 에 들어갈 말로 옳은 것은?

12   **07**   **RL**

( )   바늘의 개수   바늘의 모양

① 바늘의 전체 직경   ② 바늘의 개당 직경

③ 테이퍼(Taper)   ④ 버그핀(Bug pin)

158. 다음의 보기에서 알 수 있는 정보로 옳지 않은 것은?

〈보기〉

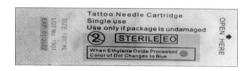

① EXP(Exp. Date/Expire Date: 사용 기한)   ② E.O 멸균과정

③ 바늘의 제조과정   ④ 바늘의 코드

159. 다음 중 작업대의 사용방법에 대하여 옳은 것은?

① 타투 작업 중에는 최상단에는 작업 용품 외의 다른 물건을

올려두어서는 안 된다.

② 오염방지를 위하여 이동이 불가능하다.

③ 일회용 래핑을 실시함으로 소독은 필요 없다.

④ 알코올 소독을 실시함으로 일회용 래핑은 필요 없다.

160. 다음 보기 중 바늘의 종류가 옳지 않은 것은?

 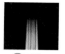

① RS   ② RL   ③ M2   ④ F

161. 다음 중 개봉한 잉크는 유통기한과는 별개로 사용 기간이 정해지는 이유로 옳은 것은?

① 잉크 용기 내의 멸균상태가 풀어지게 되어서

② 직사광선에서 보관하여서

③ 사용 시 흔들어 섞어 사용하여서

④ 잉크컵에 닿게 따라주어서

162. 전사지의 관리요령으로 알맞지 않은 것은?

① 습기와 열에 약하므로 침수의 위험이 있는 장소를 피해야 한다.

② 고온, 물, 알코올 등으로부터 멀리해야 한다.

③ 카본시트지에 스크래치가 날 수 있는 환경을 멀리해야 한다.

④ 평소에 잘 접어서 보관해야 한다.

163. 열전사 프린터에 대한 설명으로 옳지 않은 것은?

① 인쇄한 도안 또는 직접 그린 도안을 전사지와 함께 열을 가해 찍어내는 방식이다.

② 도안에 검정색 라인을 따라 롤러로 압착하여 도트방식으로 인쇄하는 방식이다.

③ PC와 항시 연결하여 사용해야 한다.

④ 도안보다 라인의 두께가 두꺼워질 수 있으며 단순하고 단색의 외곽선을 만드는 과정만이 가능하다.

164. 프리핸드 전사지에 대한 설명이 아닌 것은?

① 열전사 프린터 전사지보다 카본 입자가 굵다.

② 시트지의 두께 문제로 프린터에서 사용이 어렵다.

③ 시트지가 말리거나 구겨지기 쉬운 단점이 있다.

④ 필압을 이용한 디테일한 명암 표현이 가능하다.

165. 잉크젯프린터에 대한 설명으로 옳은 것은?

① 얇은 라인과 세밀한 디테일, 그라데이션을 표현하는 것이 어렵다.

② PC와 직접 연결하여 작업도안을 인쇄하는 전사 기기이다.

③ 도안을 인쇄 시 반전시키면 안 된다.

④ 전사 고정력이 열전사프린터보다 뛰어나다.

166. 전사용액에 대한 설명으로 옳지 않은 것은?

① 전사용액은 전사를 피부에 옮기는 매개체이다.

② 전사용액은 3가지로 분류할 수 있다.

③ 전사용액은 전사 용품의 필수품이 아니다.

④ 전사용액의 금액에 비례하여 전사 고정력이 뛰어나다.

167. 전사용액 선택 기준으로 알맞지 않은 것은?

① 작업자의 작업 스타일   ② 전사 고정력

③ 전사 건조시간   ④ 전사용액의 그립디자인

168. 고체형 전사용액의 설명으로 알맞지 않은 것은?

① 피부열에 녹아들어 스텐실 되는 방식이다.

② 반드시 일회용 우드 스틱으로 덜어서 사용해야 한다.

③ 작업 부위에 뭉치지 않게 도포해야 한다.

④ 세균의 번식에 문제가 없는 다회성 제품이다.

169. 다음 중 〈보기〉에 대한 설명으로 옳은 것은?

〈보기〉

B 림프구에서 형성된 항체 또는 면역글로불린은 형질세포에서 생성되는 것으로 혈청과 조직액에 존재하는 커다란 당단백 분자

① 백혈구   ② 항체계   ③ 적혈구   ④ 혈소판

170. 다음 중 면역글로불린의 성분으로 옳지 않은 것은?

① IgG ② IgM ③ IgD ④ IgH

171. 다음 중 IgG가 혈청 항체를 차지하는 비율로 옳은 것은?

① 25% ② 50% ③ 75% ④ 100%

172. 다음 중 면역글로불린 중 IgA가 발견되는 곳으로 옳지 않은 것은?

① 눈물 ② 침 ③ 진물 ④ 기관지 분비액

173. 다음 중 면역원이 체내에 침입되면 대부분 가장 먼저 반응하는 세포로 옳은 것은?

① 주효세포 ② 기억세포 ③ 박테리아 ④ 대식세포

174. 다음 중 세포성면역의 예로 옳지 않은 것은?

① 장기이식 거부반응 ② 투베르쿨린피부 반응

③ 아나필라틱 반응 ④ 접촉성 과민반응

175. 다음 중 B 림프구에서 형성된 항체 또는 면역글로불린이 생성되는 곳으로 옳은 것은?

① 기억세포 ② 주효세포 ③ 대식세포 ④ 형질세포

176. 다음 중 테이퍼(Taper)에 대한 설명으로 옳은 것은?

① 일반 바늘보다 더 얇은 바늘로 제작된 바늘을 의미한다.

② 바늘의 개당 직경이다.

③ 바늘의 몸체와 끝점의 경사면의 길이이다.

④ 바늘의 모양이다.

177. 다음 중 외상성 타투가 생기는 예로 옳지 않은 것은?

① 샤프, 연필심에 찔리는 경우

② 아스팔트 모래 위에서 넘어졌을 때 발생한 상처

③ 이물이 진피층에 침투하였을 경우

④ 기저층 아래, 진피층 상부에 일정한 깊이로 잉크를 주입하
  는 경우

178. 다음 중 〈보기〉의 □에 들어갈 말로 옳은 것은?

〈보기〉

인위적 타투는 피 작업자의 여러 목적을 가지고 인위적인 침습 행위를
통하여 피부 표피의 □아래, □상부에 비교적 일정한 깊이로 잉크를 주
입하여 안착시키는 것이다.

① 표피층, 진피층   ② 진피층, 기저층

③ 기저층, 진피층   ④ 표피층, 기저층

179. 다음 중 타투 작업에 사용되는 잉크컵에 관한 설명에 대하여 옳지 않은 것은?

① 잉크컵은 알코올로 소독 후, UV 소독기를 사용하여 소독해준다.

② 필요한 사이즈의 잉크컵을 선택하여 사용할 수 있다.

③ 타투 작업에서 잉크를 담는 용기이므로 각별히 관리에 주의해야 한다.

④ 잉크컵은 컬러잉크와 블랙잉크를 사용하는 종류가 다르다.

180. 다음 중 1207RL 의 바늘에 관한 특징으로 옳지 않은 것은?

① 바늘의 개당 직경은 0.435mm이다.

② 명암 표현에 용이하게 사용되는 바늘이다.

③ 바늘의 개수는 7개로 이루어져 있다.

④ E.O 가스멸균이 적용된 일회용 제품이다.

181. 다음 중 파워서플라이 에 관한 설명으로 옳지 않은 것은?

① 파워서플라이는 타투머신에 전력을 공급해 주는 장치이다.

② 직류전압인 DC19V로 낮춰 변환해 주는 AC-DC어댑터를 함께 사용해주어야 한다.

③ 타투머신의 종류와 상관없이 항상 동일한 전압설정이 필요하다.

④ 파워서플라이는 콘센트에 직렬로 꽂아 사용하지 않는다.

182. 다음 중 타투 작업에 영향을 주는 피부 상태가 다른 이유로 옳지 않은 것은?

① 연령 ② 성별 ③ 자외선 노출 정도 ④ 작업자의 컨디션

183. 다음 중 피부의 노화가 진행되면 일어나게 되는 변화로 옳지 않은 것은?

① 콜라겐, 탄력섬유의 생산력이 저하된다.

② 피부 재생을 위한 성장인자와 호르몬의 분비가 늘어나게 된다.

③ 피부 아래에 있는 연조직들의 배치가 바뀌어 주름이 발생한다.

④ 탄력이 저하됨에 따라 처짐이 발생한다.

184. 다음 중 지성 피부에 대한 설명으로 옳은 것은?

① 보통의 크기의 모공과 깨끗하고 비교적 고른 피부색을 가지고 있다.

② 모공의 크기가 크고 유분기가 많다.

③ 모공의 크기가 작고 피부에 각질이 일고 거친 질감이 관찰된다.

④ 피부 두께가 얇으며 모세혈관이 비친다.

185. 다음 중 건선에 대한 설명으로 옳지 않은 것은?

① 백색의 비늘 형태의 각질로 덮여있는 홍반성 구진과 판이 형성된다.

② 팔꿈치나 무릎 등 자극을 자주 받는 부위에 발생한다.

③ 가려움과 발적, 비늘, 링 형태의 딱지와 같은 증상이 나타난다.

④ 타투 작업에는 무리가 있다.

186. 다음 중 곰팡이감염에 대한 설명으로 옳지 않은 것은?

① 각질층과 손발톱이 진균에 감염되어 발생하는 질환이다.

② 감염 부위의 체모가 빠지고 피부가 갈라진다.

③ 림프절이 부어오르거나 붉은색의 단단하고 통증이 심한 결정이 발생하기도 한다.

④ 곰팡이에 감염된 피부는 박테리아 감염으로도 진행될 수 있다.

187. 다음 중 타투 작업이 무리한 피부질환으로 옳지 않은 것은?

① 건선 ② 곰팡이 감염 ③ 접촉성 피부염 ④ 백반증

188. 다음 중 모낭염에 대한 설명으로 옳지 않은 것은?

① 모낭염의 증상은 부위와 원인에 따라 다르게 나타난다.

② 팔다리나 두피 같은 전신 증상은 없다.

③ 좁쌀 같은 모양의 노랗게 곪은 형태가 보이게 된다.

④ 피부의 진피에 나타나는 팽진은 일시적 부종에 의해 발생한다.

189. 다음 중 백반증에 대한 설명으로 옳지 않은 것은?

① 후천적인 탈색소 질환 중에 가장 흔한 질환이다.

② 백반증의 증상으로는 피부의 탈색과 백모증이 있다.

③ 자외선으로 인해 화상을 입을 수도 있기 때문에 자외선 노출에 주의해야 한다.

④ 탈색 소성의 대칭성 반은 주로 팔다리, 두피에 발생한다.

190. 다음 중 아토피성피부염에 대한 설명으로 옳지 않은 것은?

① 극심한 가려움증을 동반한다.

② 계속 재발하는 만성적인 피부 습진 질환이다.

③ 나이가 들면서 발생빈도가 점점 줄어든다.

④ 성인의 경우 사지의 접히는 부위에 피부가 얇아지면서 습윤해지는 습진이 발생한다.

191. 다음 중 켈로이드에 대한 설명으로 옳은 것은?

① 켈로이드는 외상을 입어 생기는 상처이다.

② 흉골 부근에 잘 발생하며 등의 아래쪽과 팔, 목에서도 흔하게 나타난다.

③ 시간이 지나면서 손상된 부위보다 더 짧고 작아진다.

④ 켈로이드와 비대 흉터를 오인할 수 있으나 감별 가능하다.

192. 다음 중 감염으로 질병을 일으킬 수 있는 미생물에 대한 것으로 옳은 것은?

① 병원소 ② 감염원 ③ 병원성 ④ 병원체

193. 다음 중 타투이스트가 손을 씻을 때에 대한 설명으로 옳지 않은 것은?

① 손 씻기는 피부에 있는 일과성 미생물을 없애기 위함이다.

② 손을 씻은 후에는 수건을 사용하여 물기를 깨끗하게 닦는다.

③ 물과 세정제, 비누 또는 항균제를 포함한 제품으로 15초 이상 손을 씻는다.

④ 피 작업자와의 접촉 전후, 즉 전사 작업 전후, 타투 작업 전후에는 반드시 손을 씻는다.

194. 다음 중 작업 부위 감염에 대한 피 작업자의 내적 위험 요인으로 옳지 않은 것은?

① 영양 불량 ② 면역 기능 저하

③ 당뇨 ④ 비타민 장기복용

195. 다음 중 타투 후 건식관리의 방법으로 옳지 않은 것은?

① 비판텐 ② 바셀린 ③ 테가덤 ④ 알로에겔

196. 다음 중 습식 관리 제품 교체 시 발생 가능한 임의 탈각을 예방하기 위해 작업 직후 해야 하는 것으로 옳은 것은?

① 2시간 이내로 붙여줘야 한다.

② 진물을 씻어내지 않고 붙여줘야 한다.

③ 피부 건조함을 예방을 위해 물기가 있는 상태로 교체해야 한다.

④ 바셀린으로 유분 코팅을 한 뒤 습식 제품을 붙어야 한다.

197. 다음 중 작업 직후 바셀린으로 유분 코팅을 한 뒤 래핑하는 이유에 대한 것으로 옳은 것은?

① 수분이 증발하는 것을 도와준다.

② 진물이 빨리 빠져나올 수 있도록 도와준다.

③ 잉크가 증발하는 것을 막아 준다.

④ 외부에서 유해 물질이 침입하지 못하게 막아 준다.

198. 다음 중 습식 관리에 들어가기 전 내용으로 옳지 않은 것은?

① 타투와 타투 주변의 피부를 깨끗하게 만들어 주어야 한다.

② 젖어 있지 않은 상태로 만들어 주어야 한다.

③ 바셀린을 얇게 도포하여 드레싱 제품을 붙일 준비를 해주어 야 한다.

④ 블루숍의 잔해가 남아 있는 상태에서 습식 관리를 할 경우 피부염을 유발할 수 있다.

199. 다음 중 타투 부위가 부어서 동통을 호소할 경우 대처하는 방법으로 옳은 것은?

① 물기 없는 냉찜질을 적용한다.

② 타투 부위를 세게 두드린다.

③ 물기 없는 온찜질을 적용한다.

④ 타투 부위에 바셀린을 듬뿍 발라준다.

200. 다음 중 〈보기〉의 ( )안에 들어갈 내용으로 옳은 것은?

〈보기〉

( )이 진행될 수 있도록 딱지를 방치하는 것이 안정적인 회복과 발색에
도움을 주며, 가려움으로 불편할 때에는 물기 없는 냉찜질을 적용하면
완화된다.

① 임의탈각   ② 자연탈각   ③ 염증기   ④ 보호막

타투위생학

기출문제 정답

1	①	11	①	21	④	31	①	41	④
2	③	12	③	22	④	32	④	42	④
3	③	13	②	23	④	33	③	43	①
4	②	14	③	24	④	34	③	44	④
5	④	15	④	25	①	35	④	45	①
6	③	16	①	26	②	36	③	46	④
7	①	17	③	27	④	37	①	47	③
8	②	18	④	28	④	38	③	48	③
9	③	19	①	29	④	39	④	49	①
10	②	20	③	30	③	40	③	50	③
51	①	61	①	71	④	81	②	91	②
52	③	62	③	72	①	82	①	92	④
53	②	63	①	73	①	83	②	93	②
54	④	64	②	74	④	84	③	94	①
55	④	65	④	75	①	85	①	95	③
56	②	66	④	76	④	86	③	96	③
57	④	67	②	77	②	87	③	97	①
58	④	68	④	78	④	88	①	98	④
59	③	69	④	79	④	89	②	99	②

60	①	70	②	80	②	90	④	100	④
101	①	111	②	121	②	131	④	141	①
102	④	112	①	122	④	132	①	142	①
103	④	113	③	123	③	133	③	143	③
104	②	114	④	124	③	134	②	144	④
105	③	115	②	125	④	135	②	145	④
106	①	116	③	126	①	136	②	146	②
107	①	117	③	127	①	137	④	147	③
108	③	118	①	128	①	138	②	148	③
109	②	119	④	129	③	139	③	149	①
110	④	120	④	130	①	140	②	150	①
151	④	161	①	171	③	181	③	191	④
152	②	162	④	172	③	182	④	192	④
153	③	163	③	173	④	183	②	193	②
154	④	164	③	174	③	184	②	194	④
155	①	165	②	175	④	185	③	195	③
156	④	166	③	176	③	186	③	196	①
157	②	167	④	177	④	187	③	197	④
158	③	168	④	178	③	188	④	198	③
159	①	169	②	179	④	189	④	199	①
160	④	170	④	180	②	190	④	200	②